朝日脳活ブックス

思いだしトレーニング
昭和のできごと
写真編

朝日新聞出版

はじめに

　「顔は覚えてるけど、あの人の名前はなんだっけ？」
「流行っていたあのメロディー、なんて曲だっけ？」

　年を重ねると、どうしても人の名前やできごとが思いだせなくなってしまうものです。しかし、思いだす努力をせずに「物忘れがひどくなった」とあきらめてしまうと、人と話すのがおっくうになったり、考えることが面倒になったりします。

　脳の若々しさを保つ秘訣は、**過去のできごとをしっかりと「思いだす」**ことです。たとえば昭和39年の「東京五輪」や昭和45年の「大阪万博」。これらのできごとを思いだせば、その時に自分がどんなことをしていたのか、何を感じていたのかなどが記憶としてよみがえってきます。

　戦争から敗戦、戦後の復興期、高度経済成長時代へ──。60年以上続いた**昭和は、まさしく「激動の時代」**でした。本書は、そんな昭和時代の流行やファッション、事件、政治・経済などのできごとを、**写真とともにクイズ形式で振り返る「脳のトレーニング本」**。エンタメの世界で活躍した山口百恵や石原裕次郎、ツービート、スポーツ界のヒーローだった長嶋茂雄や大鵬……。みなさんにとって青春だった**懐かしい昭和を思いだしながら、楽しく脳トレ**をしましょう！

本書の使い方

　本書では第1章から第6章まで、合計**180の問題を収録**しています。

　まずは各ページの**一番上の「見出し」と「写真」**を見てください。そのうえで、写真の中にある**「吹き出し」**、写真の下にある**「問題文」**を読みましょう。

　その下に「ヒント」を設けている問題もありますので、難しいと感じたらヒントを参考にして答えを考えるとよいでしょう。

　各章の最後には、「**ちょっと難問にチャレンジ!!**」があります。一つの写真を見て、関連する四つの問題を、一気に答えてみましょう。

　どうしてもわからないと思ったら、**本やインターネットで調べたり、家族や友人などに聞いたりしてもかまいません**。大事なのは、すぐに「わからない」とあきらめてしまわないことです。そのできごとの時代背景や、当時自分が何をしていたかを思いだしながら、脳を活性化しましょう。

朝日脳活ブックス編集部

目次

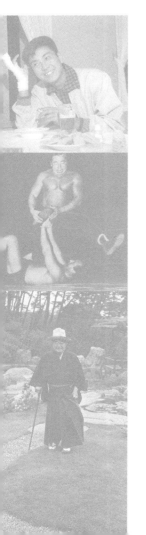

はじめに …………… 2

32問出題! 第1章 …………… 7

お茶の間を盛り上げた
芸能人や歌謡曲
エンタメ 編

30問出題! 第2章 …………… 37

みんなが憧れた
ファッション・トレンド
流行 編

32問出題! 第3章 …………… 65

人々を熱狂させた
ヒーローやヒロインたち
スポーツ 編

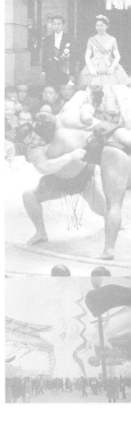

 第4章 95

戦後復興から世界の
"ニッポン"へ
政治・経済 編

 第5章 123

私たちの暮らしは
どのように変わった？
身近な生活 編

26問出題! 第6章 151

メディアをにぎわせた
歴史的なニュース
日本・世界の
できごと 編

※本書で取り上げました人物の敬称、法人名の法人表記は省略しています。

第1章

お茶の間を盛り上げた芸能人や歌謡曲

エンタメ 編

大活躍した銀幕のスターや

みんなが口ずさんだ流行歌。

娯楽は、戦後の日本人に

笑いと未来への希望をもたらしました。

※解答は、ページをめくった次の見開きの一番下にあります。

問1 戦後初のヒット曲

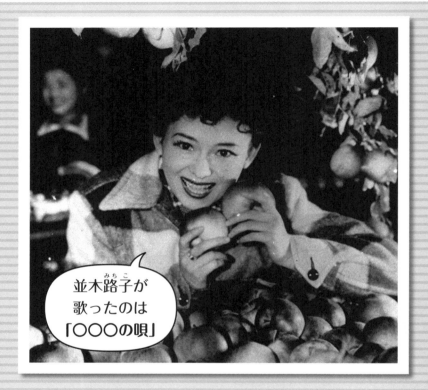

終戦直後の昭和20年、初の国民的ヒットとなったのが、並木路子が歌う「〇〇〇の唄」。敗戦に打ちひしがれた人々の心を勇気づけた。

解答は次の見開きの下にあります。

第1章 エンタメ編

問2 日中を熱狂させた女優

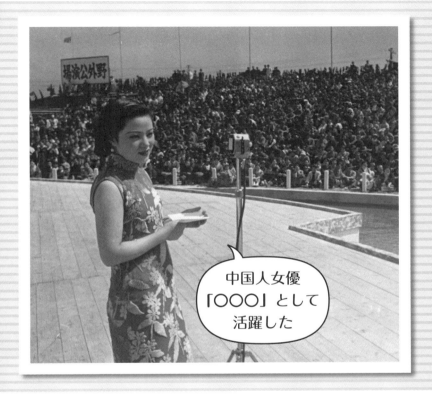

中国人女優「〇〇〇」として活躍した

昭和21年に中国から帰国し、国際派女優として活躍した山口淑子。彼女が旧満州時代に名乗っていた名前は「〇〇〇」である。

▲ヒント：昭和13年に旧満州でスカウト。大陸三部作などに出演。

解答は次の見開きの下にあります。

9

問3 青春スターから演技派女優へ

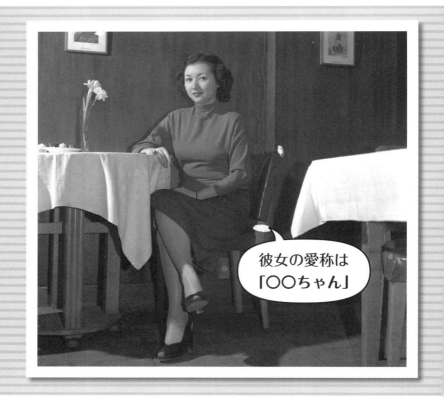

彼女の愛称は「〇〇ちゃん」

子役として活躍し、「〇〇ちゃん」の愛称で親しまれた女優・高峰秀子は、戦前・戦後を通じて半世紀以上にわたって日本映画界で活躍した。

答1　リンゴ　自身が主演した戦後初の公開映画「そよかぜ」の主題歌としてつくられた。作詞はサトウハチロー、作曲は万城目正。

第1章　エンタメ編

問4 「さいざんす」「おこんばんは」

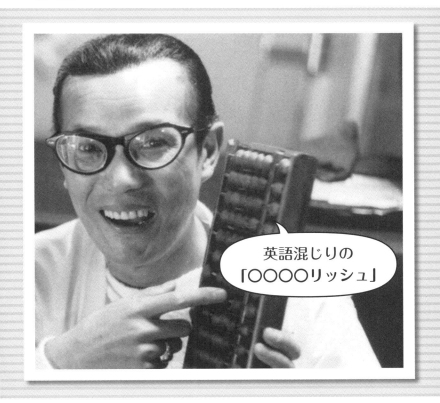

英語混じりの「〇〇〇〇リッシュ」

「さいざんす」などの流行語を生んだ舞台芸人・トニー谷。楽器代わりのそろばんを片手に喋る英語混じりの「〇〇〇〇リッシュ」で人気者になった。

▲ヒント：昭和26年から日劇ミュージックホールの司会を務めた。

| 答2 李香蘭 | 「中国人女優・李香蘭」として活躍。歌手としても人気を集め、「蘇州夜曲」などのヒット曲を生んだ。 |

問5 漫画の聖地となったアパート

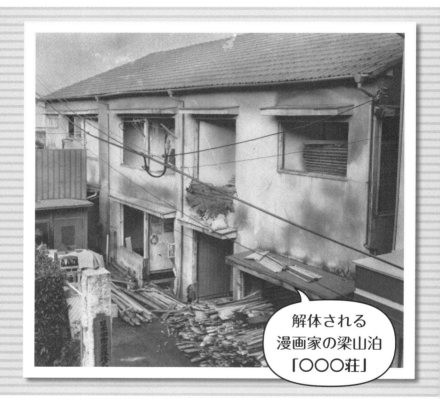

解体される漫画家の梁山泊「〇〇〇荘」

東京・椎名町にあった木造アパート「〇〇〇荘」に漫画家の手塚治虫が昭和28年に入居。その後、彼を慕って数多くの巨匠たちが入居した。

▲ヒント：昭和57年に解体され、記念モニュメントが建てられた。

答3
デコ

昭和24年の映画「銀座カンカン娘」では笠置シヅ子と共演。昭和54年の作品を最後に映画界を退き、以後はエッセイストとして活動。

第1章 エンタメ編

問6 ムード歌謡の第一人者

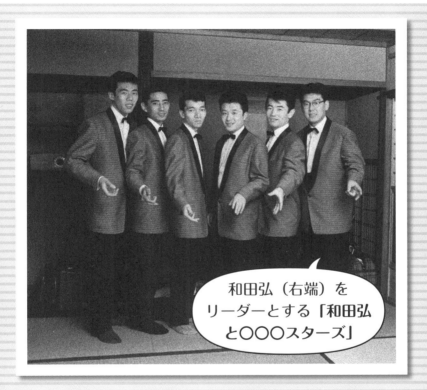

和田弘(右端)をリーダーとする「和田弘と○○○スターズ」

昭和30年代から「愛して愛して愛しちゃったのよ」「涙くんさよなら」などのヒット曲を連発したグループは**「和田弘と○○○スターズ」**である。

▲ヒント：○○○はハワイ語で「月」を意味する。

| 答4 トニング | 占領軍施設だったアニー・パイル劇場(現在の東京宝塚劇場)で米国のショービジネスを身につけた。 |

問7 この銀幕のスターの愛称は？

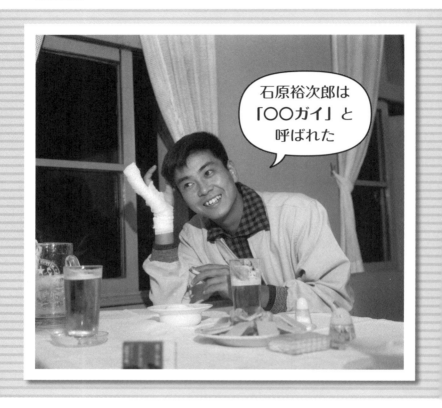

石原裕次郎は「〇〇ガイ」と呼ばれた

昭和31年、兄・慎太郎原作の映画「太陽の季節」でデビューした俳優の石原裕次郎。愛称は、その優れた身体性を表す「〇〇ガイ」だった。

答5 トキワ　手塚治虫は昭和29年に雑司が谷の並木ハウスに転居。寺田ヒロオ、藤子不二雄、石ノ森章太郎、赤塚不二夫らがトキワ荘で青春時代を過ごした。

第1章　エンタメ編

問8　フランク永井が歌った名曲

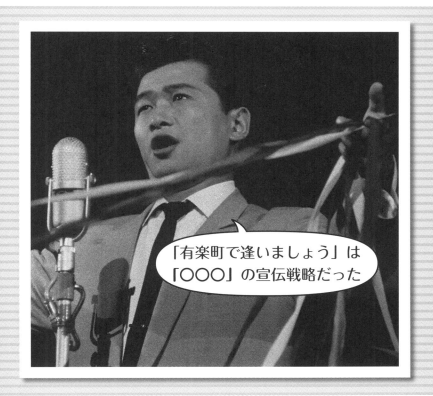

昭和32年に発売されたフランク永井の「有楽町で逢いましょう」。この曲は同年5月に開店した**「有楽町〇〇〇」**のコマーシャルソングだった。

| 答6 マヒナ | 裏声を生かした男性コーラスと切ないスチールギターの音色で人々の心をつかみ、ムード歌謡のコーラスグループの先駆けとなった。 |

問9 スタ千はスターの登竜門

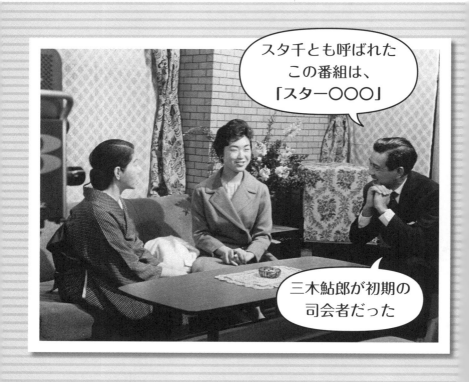

昭和34年、フジテレビ開局とともに始まった「**スター○○○**」は、旬の芸能人やスポーツ選手などがゲストのトーク番組だった。

▲ヒント：通称スタ千。20年以上にわたって放送された。

答7　タフ　石原裕次郎は「タフガイ」だったが、同じく人気スターの二谷英明は「ダンプガイ」、小林旭は「マイトガイ」と愛称がつけられた。

第1章 エンタメ編

問10 一世を風靡(ふうび)したコミックバンド

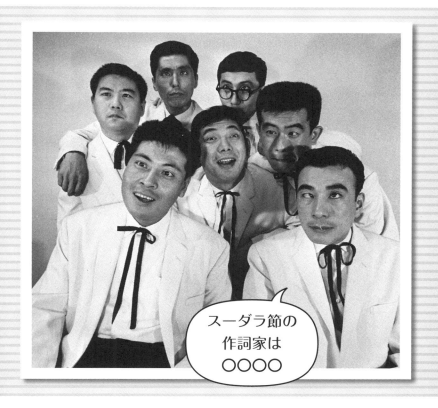

コミックバンド「ハナ肇とクレージーキャッツ」のメンバー・植木等は、昭和36年に「スーダラ節」でレコードデビュー。この曲を**作詞したのは誰？**

▲ヒント：のちに東京都知事になったマルチタレント。

| 答8 そごう | 本社が大阪にあったそごうが、東京進出の際にキャンペーンを展開。そのキャッチフレーズが「有楽町で逢いましょう」だった。 |

問11 ヒットメーカー「六八九トリオ」

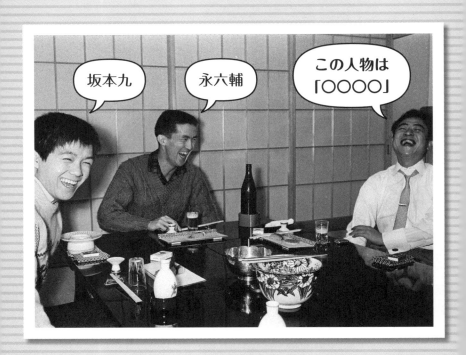

昭和36年発売の「上を向いて歩こう」などのヒットを飛ばした歌手・坂本九、作詞・永六輔、**作曲・○○○○**の3人組は六八九トリオと呼ばれた。

▲ヒント：ジャズピアニストを経て作曲家に転身。

答9　千一夜　番組開始時は映画会社の五社協定により芸能番組にスターが出演できなかったため、時事ネタを扱うトーク番組として出演してもらった。

第1章 エンタメ編

問12 「トリオブーム」を牽引

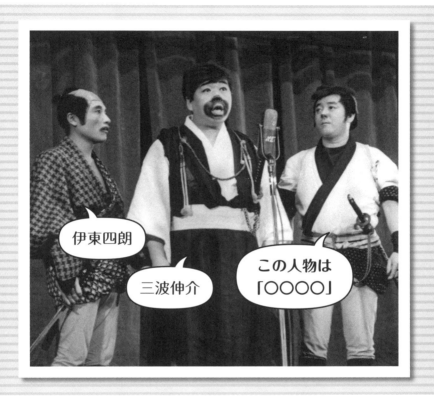

三波伸介、〇〇〇〇、伊東四朗が昭和36年に結成した「てんぷくトリオ」。三波が驚いた口調で言う「びっくりしたなぁ、もう」が流行語に。

| 答10 青島幸男 | 作曲は萩原哲晶。この曲の大ヒットを得て、昭和37年には映画「スーダラ節 わかっちゃいるけどやめられねえ」が制作された。 |

問13 爽やかな青年を演じた慶應ボーイ

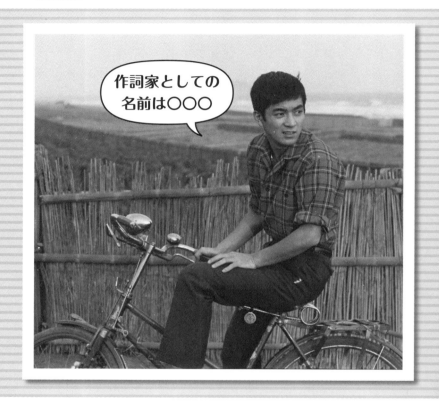

映画「若大将」シリーズで人気を博した加山雄三。みずから作曲した「君といつまでも」などのヒットも飛ばした彼の、**作曲家としてのペンネーム**は？

▲ヒント：尊敬する2人の作曲家の名前を合わせたもの。

| 答11 中村八大 | 昭和34年に作詞・永六輔と「六八コンビ」をつくり、「黒い花びら」が大ヒット。このコンビに坂本九が加わったのが六八九トリオだった。 |

第1章 エンタメ編

問14 大橋巨泉がつくり出した言葉

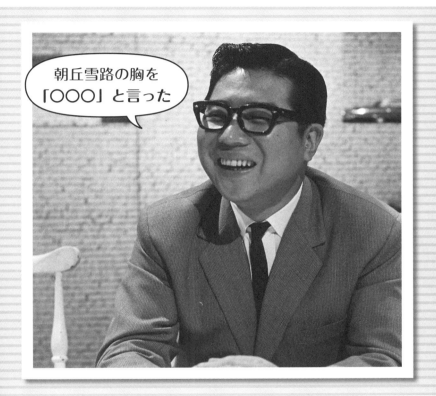

朝丘雪路の胸を「〇〇〇」と言った

昭和40年に放送が始まった深夜バラエティ「11PM」で、司会の大橋巨泉が、胸が大きい朝丘雪路に対して言った言葉が「〇〇〇」である。

▲ヒント：カタカナ3文字。

| 答12 戸塚睦夫 | 三波をリーダーとして昭和36年に「ぐうたらトリオ」を結成。翌年に「てんぷくトリオ」に改名した。 |

問15 長寿番組の初代司会者

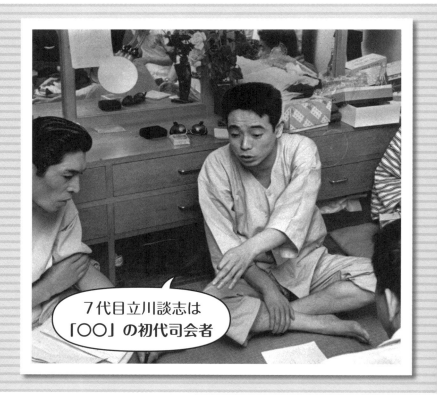

7代目立川談志は「○○」の初代司会者

独自の社会批評、奔放な毒舌でファンを増やした落語家・立川談志。彼が発案・企画して初代司会者となったテレビ番組は「○○」である。

▲ヒント：昭和41年から50年以上続く日本テレビ系の長寿番組。

答13　弾厚作

団伊玖磨（いくま）と山田耕筰を足して2で割ったのが名前の由来。ほかにも「夕陽は赤く」「サライ」などのヒット曲を量産した。

第1章 エンタメ編

問16 子どもたちに大人気の番組

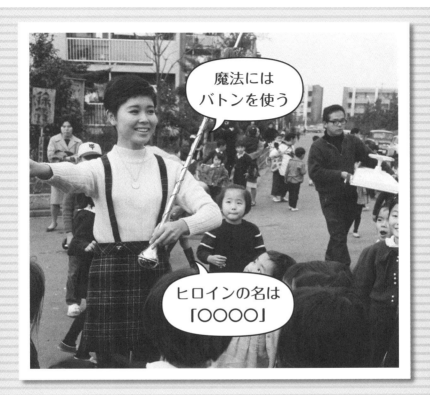

九重佑三子主演で昭和42年に始まった「〇〇〇〇さん」は、宇宙の彼方からやってきたヒロインが地球に降り立ち魔法を使うドラマ。

▲ヒント：第二期は大場久美子がヒロインを演じた。

| 答14 ボイン | 朝丘雪路が隣にいると、どうしても自然と胸に目がいってしまう。そこで、「どうして、ボイン、ボインと出ているの？」と言ったという。 |

問17 日本人初のノーベル文学賞

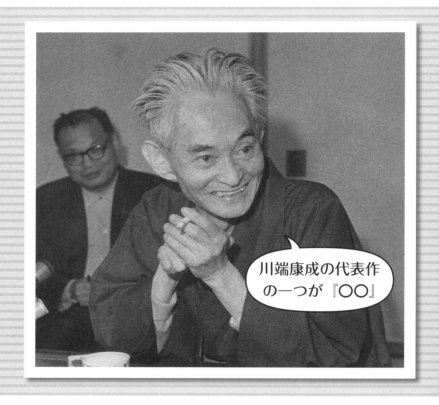

川端康成の代表作の一つが『○○』

昭和43年、川端康成が日本人で初めてノーベル文学賞を受賞。**「国境の長いトンネルを抜けると○○であった」で始まる小説『○○』**が彼の代表作。

▲ヒント：ほかに『千羽鶴』『古都』なども対象作品となった。

答15　笑点

立川談志は昭和58年に真打試験制度をめぐって師匠の柳家小さんと対立。一門とともに落語協会を脱会して、落語立川流を創設、家元となる。

問18 元祖「子役」といえばこの人

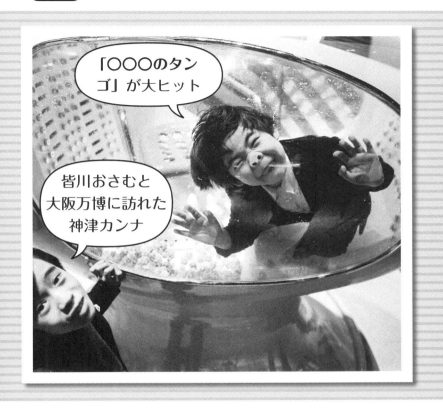

昭和44年に発売された「〇〇〇のタンゴ」のヒットで一躍人気者になったのは、当時6歳だった皆川おさむくん。

▲ヒント：イタリア童謡の日本語カバー。

答16　コメット

1～19話はモノクロ、20話以降はカラーになった。第1回週刊TVガイド賞など数々の賞を受賞した。

問19 寺山修司主宰のアングラ劇団

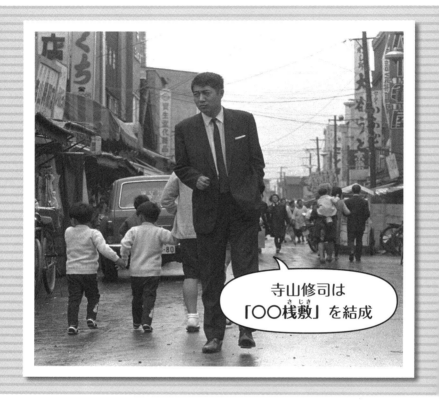

寺山修司は「〇〇桟敷」を結成

歌人・劇作家として活躍した寺山修司。彼が中心となって昭和42年に結成されたアングラ劇団は「〇〇桟敷(さじき)」である。

▲ヒント：創設時のメンバーは横尾忠則、東由多加、九條映子ら。

| 答17 雪国 | 昭和12年刊行。雪国の温泉町を舞台に、人生の空無を知った男と芸者の不毛な愛の形を、少女の純粋でひたむきな生と対照して描いた。 |

第1章 エンタメ編

問20 大阪万博を歌で盛り上げた

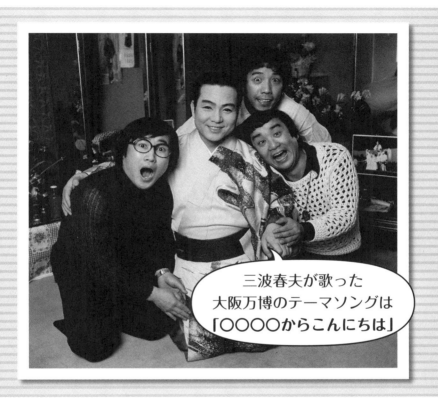

三波春夫が歌った
大阪万博のテーマソングは
「〇〇〇〇からこんにちは」

昭和39年に「東京五輪音頭」をヒットさせた三波春夫は、昭和45年の大阪万博のテーマソングも歌った。その曲は**「〇〇〇〇からこんにちは」**。

▲ヒント：他の歌手のバージョンがあるが、三波が最も売れた。

| 答18 黒ネコ | オリコン14週連続1位、約230万枚の大ヒットを飛ばしたが、声変わりして小学校6年生頃に芸能界を引退した。 |

27

問21 繊細な貼り絵の独特な世界観

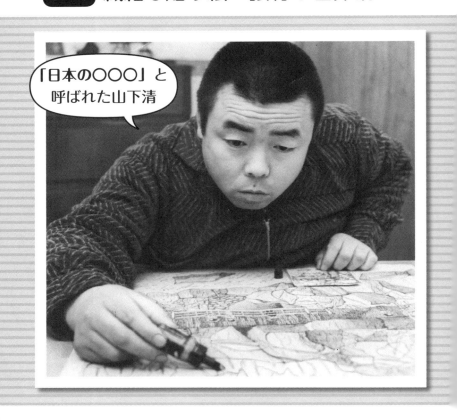

「日本の〇〇〇」と呼ばれた山下清

昭和46年に49歳で死去した画家の山下清は、「日本の〇〇〇」と称された。その生涯は芦屋雁之助が演じた「裸の大将放浪記」にも描かれた。

▲ヒント：「ひまわり」などの作品で知られるオランダの画家。

答19
天井

状況劇場の唐十郎、早稲田小劇場の鈴木忠志、黒テントの佐藤信と並び「アングラ四天王」と呼ばれ、小劇場ブームを巻き起こした。

第1章 エンタメ編

問22 国民的アイドルとして活躍

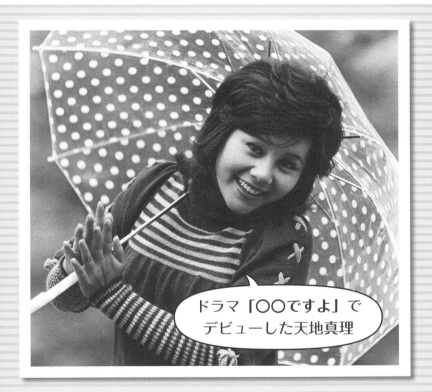

ドラマ「〇〇ですよ」でデビューした天地真理

「ちいさな恋」「ひとりじゃないの」などの曲がヒットした天地真理は、昭和46年にテレビドラマ「〇〇ですよ」のマリちゃん役で芸能界入り。

▲ヒント：堺正章演じる松の湯の健ちゃんが憧れる女性として登場。

| 答20 世界の国 | 作詞は大阪の作詞家・詩人の島田陽子、作曲は中村八大。三波のほか坂本九、吉永小百合などが歌い、各社からレコードが発売された。 |

問23 最も売れたシングルレコード

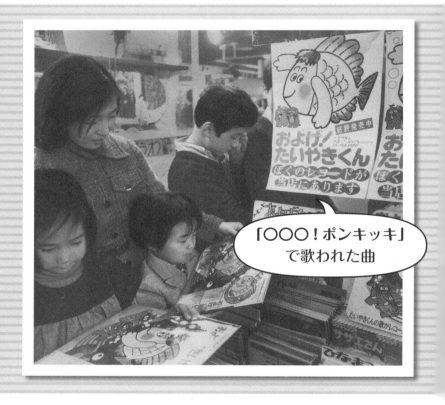

「○○○！ポンキッキ」で歌われた曲

子門真人の低音ボイスで大ヒットした「およげ！たいやきくん」は、昭和50年の発売。この曲が誕生したのは、テレビ「○○○！ポンキッキ」だった。

▲ヒント：子ども向け番組のオリジナルソングだった。

| 答21 ゴッホ | 18歳から放浪を繰り返し、旅先で見た風景を心に焼きつけ、旅から戻ったあと記憶にあるイメージを作品に描いた。 |

第1章 エンタメ編

問24 数々の名曲を生み出した

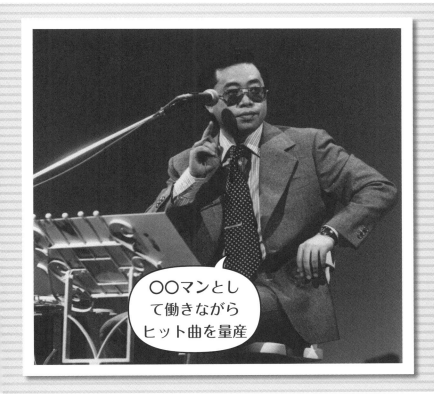

〇〇マンとして働きながらヒット曲を量産

布施明の「シクラメンのかほり」など数多くのヒット曲を作詞・作曲した小椋佳は、**〇〇で働く現役エリートサラリーマン**だった。

▲ヒント:「シクラメン〜」は昭和50年に日本レコード大賞受賞。

| 答22 時間 | 天地真理は、同じく昭和46年にデビューした小柳ルミ子、南沙織とともに「三人娘」と呼ばれた。 |

問25 試練に耐える子どもを見守った

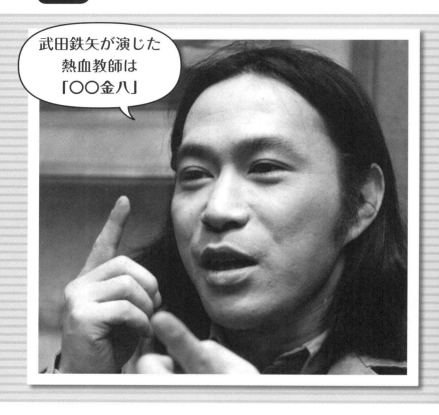

教師と多感な年頃の中学3年生たちの姿を描き、人気を集めたドラマ「3年B組金八先生」。武田鉄矢が演じた熱血教師の名前は、「○○金八」。

答23
ひらけ
発売翌年の売上チャート初登場から11週連続で1位を記録。再発盤を含めて450万枚以上を売り上げた。

第1章 エンタメ編

問26 アカデミー賞を受賞した名優

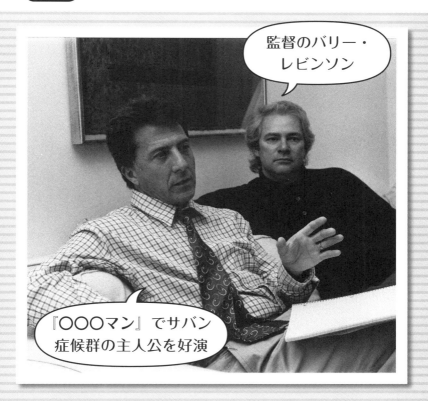

米国の俳優ダスティン・ホフマンは、アカデミー賞主演男優賞を二度受賞している。その映画とは、『クレイマー、クレイマー』と『〇〇〇マン』だ。

| 答24 銀行 | 日本勧業銀行で働きながら音楽活動を続け、美空ひばりの「愛燦燦」、梅沢富美男の「夢芝居」など多数のアーティストに作品を提供。 |

問27 漫才ブームを牽引した

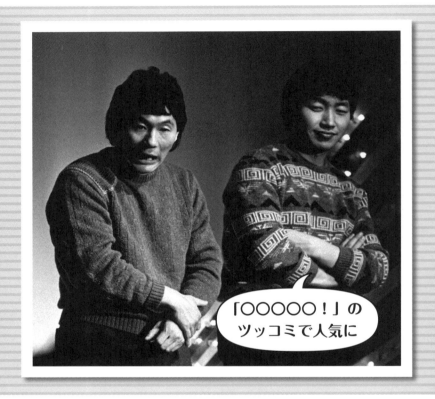

「○○○○○！」のツッコミで人気に

毒舌漫才で漫才ブームを巻き起こした「ツービート」。ビートたけしの毒舌に対するビートきよしのツッコミ「○○○○○！」は流行語になった。

▲ヒント：たけしの「赤信号、みんなで渡れば怖くない」も有名。

答25　坂本

たのきんトリオや三原順子、杉田かおるなどのアイドルがこの番組から誕生。海援隊の主題歌「贈る言葉」も大ヒットした。

第1章 エンタメ編

問28 芸能界引退に惜しむ声

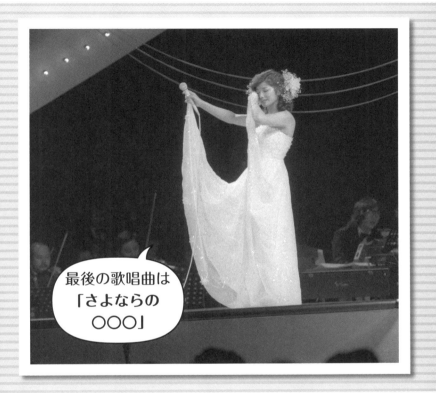

最後の歌唱曲は
「さよならの
〇〇〇」

昭和55年、芸能界を引退する歌手・山口百恵が東京・武道館で最後のコンサートを開いた。その最後の歌唱曲となったのが、「さよならの〇〇〇」である。

▲ヒント：作詞は阿木燿子、作曲は宇崎竜童。

答26
レイン

トム・クルーズ演じる弟チャーリーと、サバン症候群の兄レイモンドの兄弟愛を描いたヒューマンドラマ。ゴールデングローブ賞なども受賞。

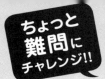

「萩本欽一と坂上二郎」の コンビから4題

問29 テレビ演芸ブームに乗って昭和40年代に人気の頂点を極めた、このお笑いコンビの名前は？

問30 二人が解答者チームのキャプテンを務めた、昭和50年に始まったクイズ番組は**「〇〇〇〇カンカン」**。

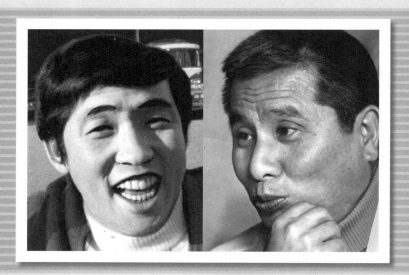

問31 テレビ出演や司会で引っ張りだこになった萩本欽一は、**「〇〇〇100％男」**と呼ばれた。

問32 坂上二郎は、飛行機を手で形作って言う**「〇〇ます、〇〇ます」**のギャグで一世を風靡した。

答27 よしなさい ツービートは昭和47年に結成し、1980年代の漫才ブームを牽引。ビートたけしはバラエティ番組「オレたちひょうきん族」に出演し、人気に。

第2章

みんなが憧れたファッション・トレンド

流行 編

若者たちが取り入れたファッションや

子どもが大好きだったおもちゃなど、

さまざまな流行が「昭和の文化」を

つくり上げました。

1章・35ページの解答

答 28	人気絶頂のアイドル歌手が堂々と交際を宣言し、
向う側	結婚と同時に芸能界を引退。衝撃のニュースに、
	日本全国から惜しむ声が寄せられた。

1章・36ページの解答

答 29	答 30	答 31	答 32
コント55号	**ぴったし**	**視聴率**	**飛び**

問33 バンジュンが生み出した流行語

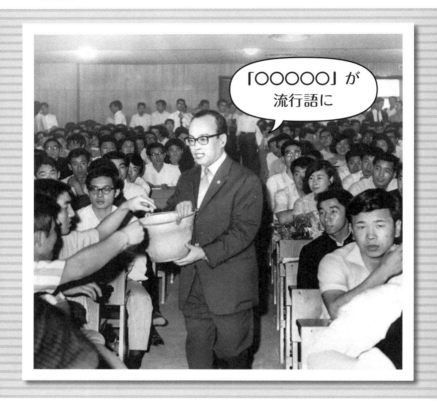

「〇〇〇〇〇」が流行語に

「バンジュン」の愛称で親しまれたコメディアン伴淳三郎。彼が昭和26年の映画「吃七捕物帖一番手柄」で使い流行した言葉は「〇〇〇〇〇」。

▲ヒント：驚きを表す言葉。

解答は次の見開きの下にあります。

第2章 流行編

問34 庶民の娯楽として大人気に

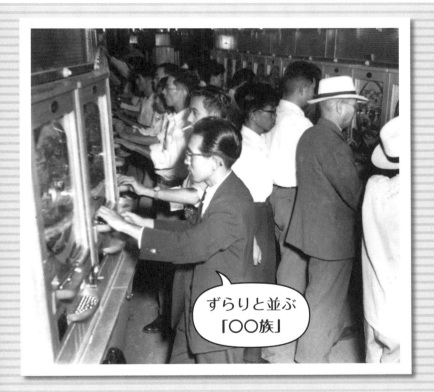

ずらりと並ぶ「〇〇族」

昭和26年、パチンコを楽しむ人を意味する〇〇族が流行語に。当時のパチンコは投入口から一つずつ玉を入れ、バネ付きハンドルではじく方式だった。

▲ヒント：ハンドルをはじく指が〇〇だったことから。

解答は次の見開きの下にあります。

問35 ミス・ユニバースで第3位

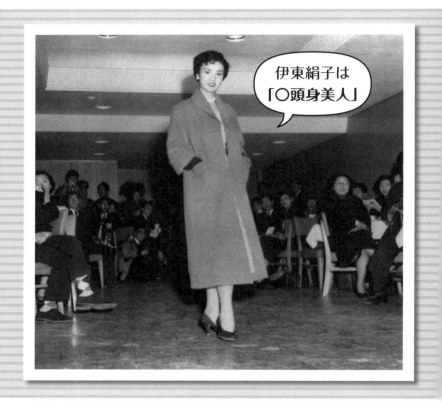

昭和28年、米国で開催されたミス・ユニバースコンテストで日本代表の伊東絹子が第3位に入賞。「○頭身」が流行語になった。

答33 アジャパー

「アジャジャーにしてパーでございます」を短くした「アジャパー」が大流行。昭和38年には主演映画「アジャパー天国」が制作された。

第2章　流行編

問36 ヒロインのファッションを真似た

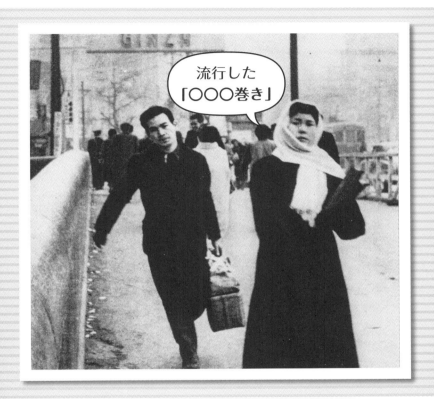

流行した「〇〇〇巻き」

昭和28年に大ヒットした映画「君の名は」のヒロインが、ストールを頭からかぶるように巻いていたことから**「〇〇〇巻き」**ブームが起こった。

▲ヒント：ヒロインの名前が〇〇〇だった。

| 答34 親指 | パチンコは第二次世界大戦中に全面禁止になったが、終戦後に各地で復活。その後パチンコは電動式が主流になり、親指族は過去のものに。 |

問37 歌集を持ってみんなで合唱

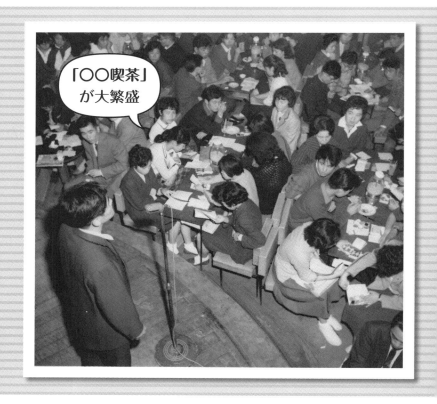

昭和30年頃、ピアノやアコーディオンの生演奏に合わせて客たちが唱歌やフォークソングを歌う「〇〇喫茶」が東京で大流行し、全国へと広がった。

| 答35 8 | 伊東絹子は当時19歳。戦後初のファッションモデルの一人で、頭が身長の8分の1ということで、8頭身と呼ばれた。 |

第2章 流行編

問38 ラテンのリズムで踊りまくった

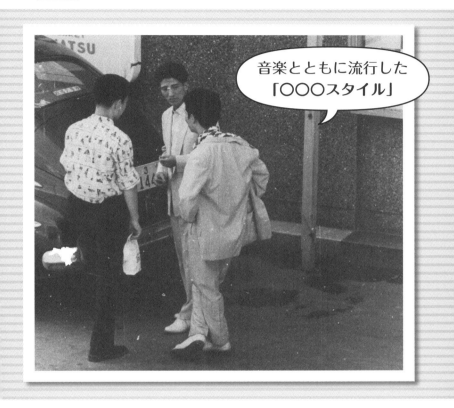

音楽とともに流行した「○○○スタイル」

ラテンアメリカ音楽の「○○○」が昭和30年頃にブームに。肩幅の広いジャケットに裾のすぼまったズボンを合わせる**「○○○スタイル」**も流行した。

▲ヒント：この音楽で踊る人たちを○○○族といった。

| 答 36 真知子 | 「君の名は」はもともと昭和27年に放送されたラジオドラマ。放送時間の午後8〜9時には「銭湯から女性が消える」ほど人気だった。 |

問39 **ぴょんぴょん跳ねて遊んだ**

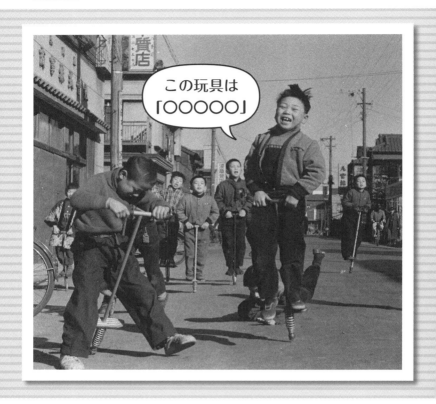

昭和32年、バネを使ってぴょんぴょん跳ねる「〇〇〇〇〇」が大流行。路地裏や公園で子どもたちが飛び跳ねる光景がよく見られた。

▲ヒント：原型は米国で流行っていた「ポゴスティック」だという。

| 答37 歌声 | リーダーの音頭で、店内の客が一緒に歌を歌う。歌声喫茶のはしりは、東京・新宿に昭和30年にオープンした「カチューシャ」と「灯」。|

第2章 流行編

問40 社会問題化した"元祖"暴走族

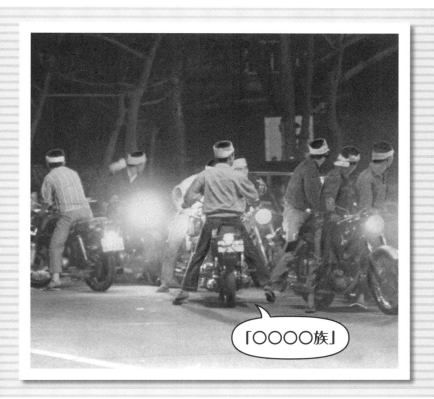

「〇〇〇〇族」

昭和30年頃、若者たちが消音器のマフラーを改造したバイクにまたがって、大きな音を立てて乗り回す「〇〇〇〇族」が社会問題になった。

▲ヒント：カタカナ4文字。耳をつんざく音を出して走る様子から。

| 答38 マンボ | ペレス・プラード楽団がルンバにキューバのリズムを加えてつくり出したのがマンボ。「ウーッ！」という掛け声が特徴的だった。 |

問41 うまく回せるとかっこよかった

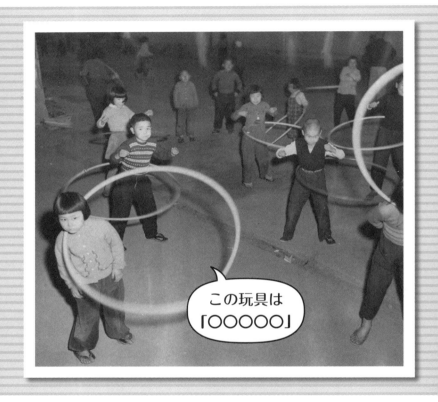

この玩具は
「〇〇〇〇〇」

昭和33年、硬質ポリエチレンの輪「〇〇〇〇〇」を腰などで回す遊びが大流行。1カ月で80万本も売れるほどの人気ぶりだった。

答39 ホッピング 胃下垂になる、あるいは脱腸になるなどという噂が立ち、ブームは急速に終焉した。

第2章 流行編

問42 テニスコートで愛を育んだ

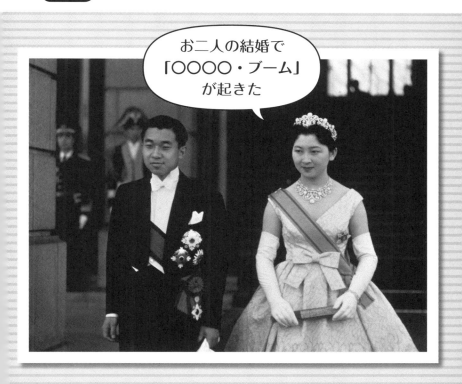

お二人の結婚で「〇〇〇〇・ブーム」が起きた

昭和33年から34年にかけて、皇太子殿下が正田美智子さんとご婚約・ご結婚。日本中で「〇〇〇〇・ブーム」が巻き起こった。

答40 カミナリ　走る車の間を縫ってジグザグに走る様子が稲光に似ていたということも名称の由来に。カミナリ族はその後、暴走族と呼ばれるようになった。

47

問43 若い女性を中心に大ヒット

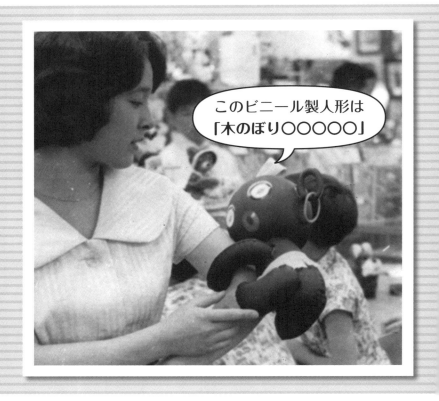

このビニール製人形は「木のぼり〇〇〇〇〇」

昭和35年、浅草のツクダ屋玩具店が販売した**「木のぼり〇〇〇〇〇」**が若い女性を中心にヒット。「ダッコちゃん」の愛称で親しまれた。

▲ヒント：ウインクしているように見える姿から命名。

答41　フラフープ

ホッピング同様に、事故や有害説が出るや、学校などから「フラフープ禁止令」が出され、暮れにはブームが急速にしぼんでしまった。

第2章 流行編

問44 **女の子が夢中になった人形**

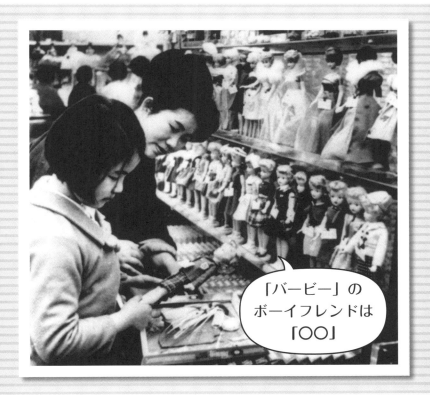

「バービー」の
ボーイフレンドは
「〇〇」

米国のマテル社が発売し世界的なブームとなった**着せ替え人形「バービー」**が、昭和37年に日本上陸。そのバービーのボーイフレンドの名前は？

答42
ミッチー

二人が出会ったのは長野県軽井沢町のテニスコート。自由恋愛によって結婚したことなどをマスコミが報道し、大きな話題になった。

問45 主人公の六つ子よりも人気!?

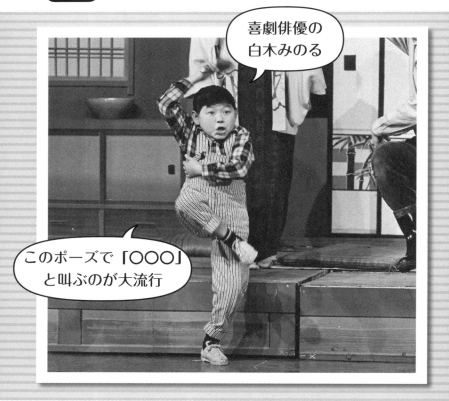

昭和37年から連載が始まった赤塚不二夫の漫画『おそ松くん』。登場人物のイヤミが手足を曲げながら「〇〇〇」と叫ぶギャグが流行語に。

答43 ウィンキー　生産が追いつかないほどの人気になり、偽物も続出した。黒人の赤ん坊を思わせるとして、人種差別だという批判もあった。

第2章 流行編

問46 腰をひねるダンスがブームに

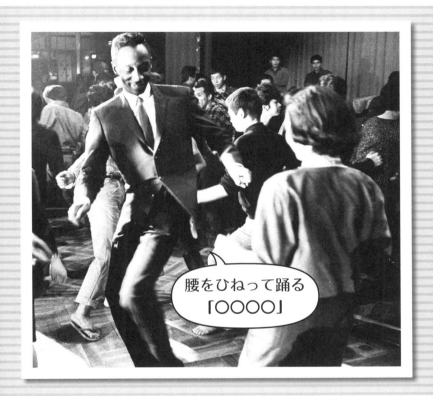

腰をひねって踊る「〇〇〇〇」

昭和37年、米国から音楽もろとも輸入された踊り「〇〇〇〇」が大流行。腰をひねるだけという簡単さも受け、若者から子ども、大人へと"感染"した。

答44　ケン

バービーは化粧や髪の色、衣装などを日本人好みにして売上を伸ばしたが、昭和42年に登場した「リカちゃん」人形に人気を奪われた。

問47 銀座に集った10代の若者たち

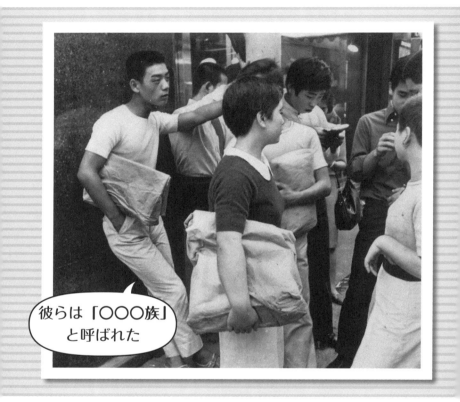

彼らは「○○○族」と呼ばれた

昭和39年夏、東京・銀座に10代の若者「○○○族」が集った。女子はロングスカート、男性は丈の短いパンツを履き、紙袋や麻袋を抱えていた。

▲ヒント：彼らが集まった「○○○通り」からの命名。

| 答45 シェー | 名前通り「嫌味」を連発し、フランス帰りを自慢する鼻持ちならないキザ男。 |

第2章 流行編

問48 盗まれるほど人気のポスター

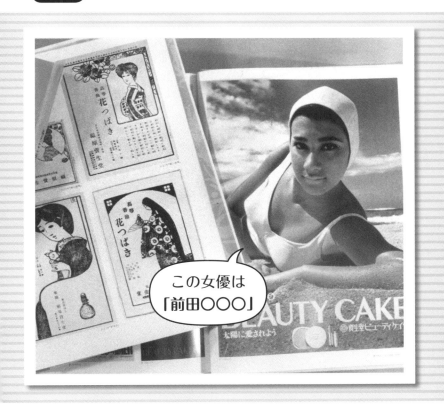

この女優は「前田○○○」

昭和41年、女優の**前田○○○**が資生堂のモデルに抜擢された。水着姿のポスターは盗難が続出するほどの人気だった。

▲ヒント:サマー化粧品「太陽に愛されよう」のキャンペーンガール。

答46 ツイスト　米国の黒人歌手チャビー・チェッカーによって流行し、欧州や日本へと波及。このダンスがゴーゴーやディスコダンスへとつながった。

問49 日本の女性も少し大胆に

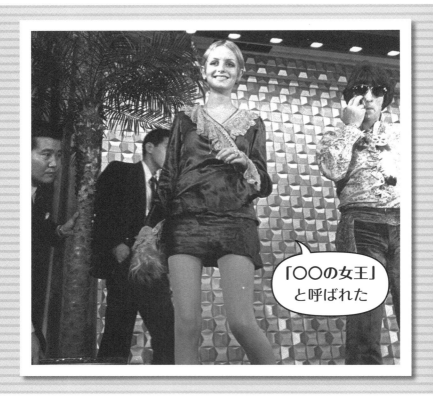

「○○の女王」
と呼ばれた

昭和42年、「○○の女王」と呼ばれた18歳の英国人モデル・ツイッギーが来日。足を大胆に出したファッションが、日本女性の憧れの的に。

答47
みゆき
東京オリンピック開催前で、街の浄化と補導を理由に、9月には規制され、みゆき族は姿を消した。

第2章 流行編

問50 反戦を社会に訴えた集会

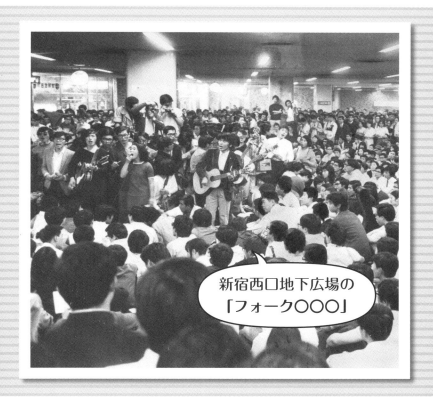

新宿西口地下広場の「フォーク〇〇〇」

東京や大阪などで昭和43年頃から、駅前広場などに集まって反戦的なフォークソングなどを歌う「フォーク〇〇〇」が自然発生的に始まった。

| 答48 美波里 | 広告界初の海外ロケによる水着ポスターだった。前田美波里は、この時のハワイロケで知り合ったマイク眞木と昭和43年に結婚。 |

問51 上野動物園の"顔"となった

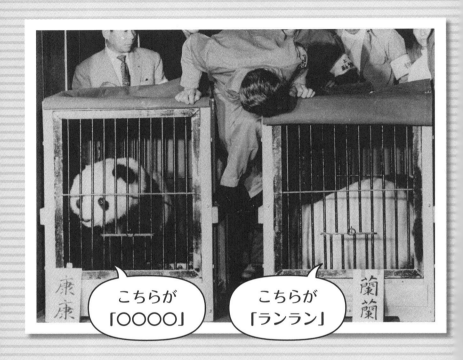

昭和47年、日中国交回復を記念して中国から日本へ、2頭のジャイアントパンダが贈られた。メスが「ランラン」、**オスが「〇〇〇〇」**である。

▲ヒント：カタカナ4文字。

答49
ミニ

今ではすっかり普通のファッションとして定着したミニスカートだが、当時は「品位を落とす」などの反応も少なくなかった。

第2章 流行編

問52 愛らしい表情に女の子がとりこに

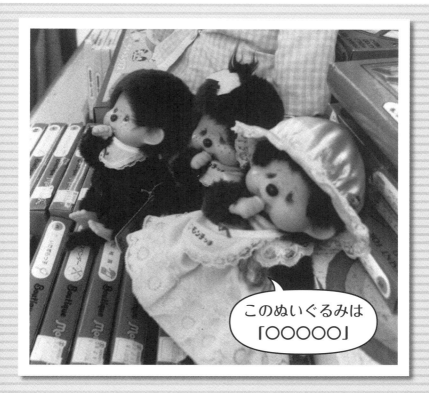

このぬいぐるみは「○○○○○」

昭和49年にセキグチから**サルのぬいぐるみ「○○○○○」**が発売された。おしゃぶりポーズとそばかすがチャームポイントだった。

答 50
ゲリラ

集会は次第に大規模になり、新宿駅西口地下広場での参加者は1万人に。昭和44年に警察が機動隊を導入して排除。運動は下火になった。

問53 あなたの家にもあった!?

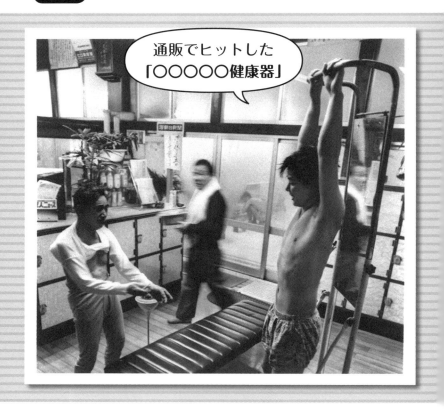

昭和53年、テレビ通販を通じて「〇〇〇〇〇健康器」が爆発的なブームに。1日1分程度使うだけで背筋が伸びるという触れ込みだった。

▲ヒント：肩こりや腰痛などに効果があるとされた。

答51 カンカン

当時のパンダフィーバーは相当なもので、一般公開前夜には入場券売り場に徹夜で並ぶ人も。開園を待つ人の列は約2キロにもおよんだ。

第2章 流行編

問54 喫茶店でみんなゲームに熱中

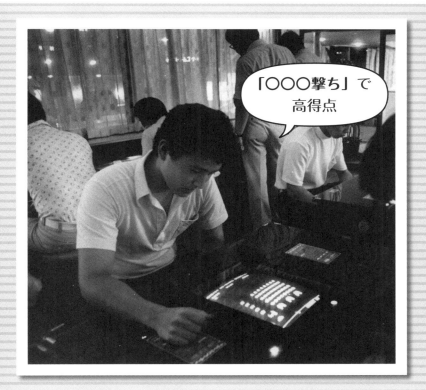

「○○○撃ち」で高得点

宇宙からの侵略者を撃ち落とす「インベーダーゲーム」が昭和54年から人気に。敵を引きつけて撃つ「○○○撃ち」で高得点を獲得する人が続出した。

▲ヒント：愛知県には同じ名称の○○○市がある。

答52 モンチッチ

発売から徐々に人気に火がつき、翌年には社会現象ともいえるほど大ヒット。日本だけではなく、世界中で愛されるキャラクターに。

問55 特異な見た目から定着せず

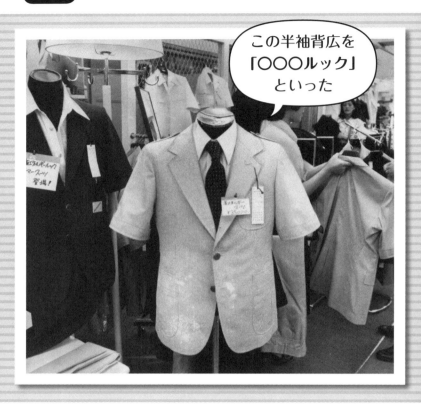

この半袖背広を「〇〇〇ルック」といった

昭和54年、第二次石油危機の影響で冷房をひかえるなどエネルギーの節約運動が広まり、半袖背広の**「〇〇〇ルック」**が登場した。

答53
ぶら下がり

あっという間にブームは過ぎ去り、部屋の片隅で洋服掛けとして使っている、という家庭も多かった。

第2章 流行編

問56 子どもも大人も楽しんだ

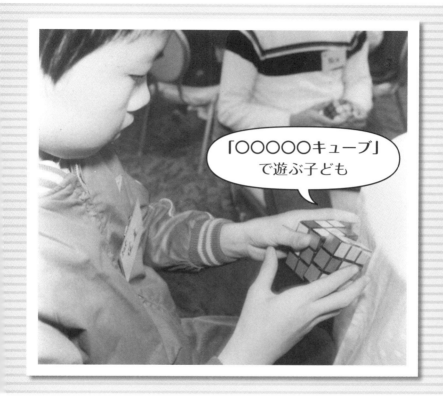

「○○○○○キューブ」で遊ぶ子ども

昭和55年、ツクダオリジナルから発売された「○○○○○キューブ」が大ブームに。翌年には帝国ホテルで全国大会が開催された。

▲ヒント：ハンガリーの建築学者が昭和49年に考案。

答54
名古屋

喫茶店や駄菓子屋、ゲームセンターなどいたるところにゲーム機が設置され、大人も子どもも熱狂。100円玉が不足したほどだったという。

問57 最盛期は見物客が数十万人に

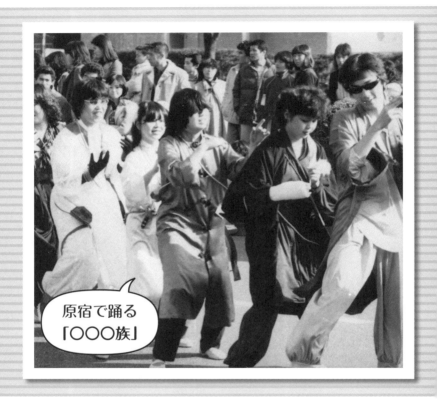

原宿で踊る「〇〇〇族」

昭和55年頃から東京・原宿の歩行者天国で、奇抜な衣装を身につけ音楽に合わせて踊る若者の集団「〇〇〇族」が大発生した。

▲ヒント：衣装の供給元が竹下通りの「ブティック〇〇〇」だった。

答55　省エネ

省エネルックを取り入れた羽田孜が平成6年に首相になると、再び注目を集めた。

第2章 流行編

問58 カップ焼きそばの CM に登場

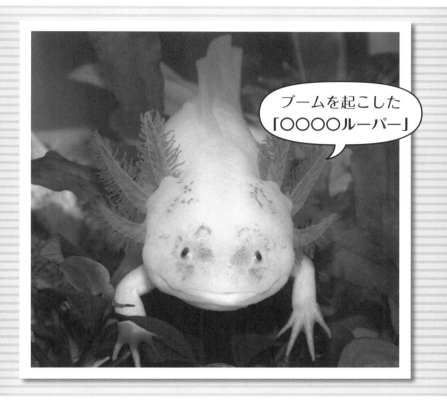

ブームを起こした「○○○○ルーパー」

昭和 60 年に日清「UFO」の CM キャラクターとして起用。愛くるしい顔つきでお茶の間の人気者になったこの生物は、「○○○○ルーパー」。

▲ヒント：正しくはアホロートル（メキシコサラマンダー）という。

答 56
ルービック

全国大会の参加者は 6〜68 歳の 400 人。優勝者は 16 歳の高校生で、賞品として自動車が贈られた。

ちょっと難問にチャレンジ!! 昭和45年の「大阪万博」から4題

問59 77カ国が参加し、183日間続いたこの万博のテーマは、「人類の進歩と〇〇」だった。

問60 万博のシンボルとなった、芸術家・岡本太郎作の高さ70メートルのモニュメントは「〇〇の塔」。

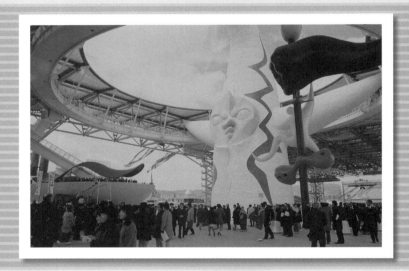

問61 サンヨー館(旧三洋電機)で展示され、大きな話題となった卵型の機器は「全自動〇〇洗濯機」。

問62 明治の社員がブルガリア館で試食したのがきっかけで誕生したのが、日本初のプレーン〇〇〇〇〇。

答57 竹の子 沖田浩之や清水宏次朗ら芸能人を輩出。社会現象にまでなったが、渋滞を理由に平成10年に歩行者天国が中止され、自然消滅。

第3章

人々を熱狂させたヒーローやヒロインたち

スポーツ 編

野球や水泳、相撲、プロレスなど、

昭和のスポーツを盛り上げた名プレイヤー。

そこでうまれた数々のドラマ・名勝負は、

人々をブラウン管に釘づけにしました。

2章・63ページの解答

答 58	CMの際につけられた日本での俗称。「スーパー
ウーパー	ルーパー」で商標登録を申し込んだが、審査に時間を要するため「ス」を「ウ」に変えたとか。

2章・64ページの解答

答 59	答 60	答 61	答 62
調和	**太陽**	**人間**	**ヨーグルト**

問63 国民に希望と自信を与えた

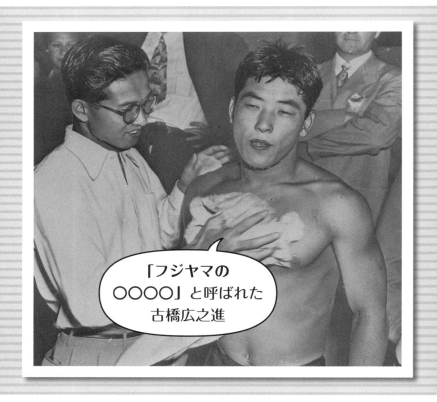

「フジヤマの〇〇〇〇」と呼ばれた古橋広之進

昭和24年、全米水上選手権大会で古橋広之進がリレーを含む4種目に世界新記録で優勝。現地の新聞は「フジヤマの〇〇〇〇」と賞賛した。

解答は次の見開きの下にあります。

第3章 スポーツ編

問64 卓越した技術の「打撃の神様」

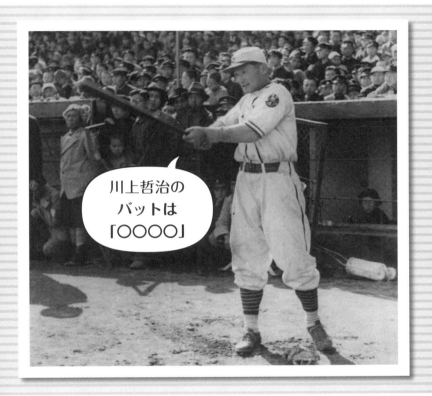

川上哲治の
バットは
「〇〇〇〇」

戦後のプロ野球復興期にホームランを量産して活躍したのが、「〇〇〇〇」の川上哲治、「青バット」の大下弘、「物干し竿」の藤村富美男である。

▲ヒント：それぞれ、使用するバットの特徴を表した言葉。

解答は次の見開きの下にあります。

問65 プロレスブームを巻き起こす

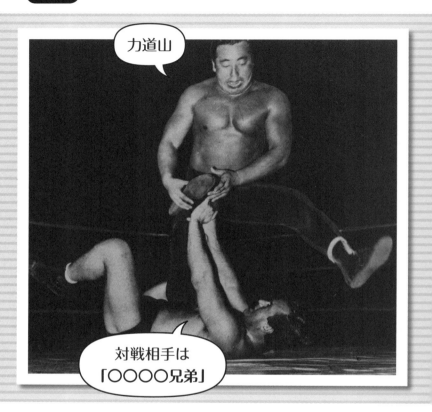

日本プロレスリング協会が興行した初の国際プロレス試合、**力道山・木村政彦組対〇〇〇〇兄弟**のタッグマッチが昭和29年に行われた。

▲ヒント：カナダ出身の兄弟で、兄がベン、弟がマイク。

答 63
トビウオ

古橋は昭和22～23年にも世界記録を出していたが、当時日本が国際水泳連盟に加盟を許されていなかったため、記録は更新されなかった。

第3章 スポーツ編

問66 連投・多投で活躍した鉄腕

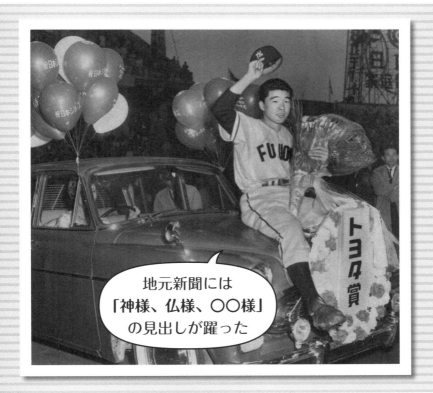

地元新聞には「神様、仏様、〇〇様」の見出しが躍った

西鉄ライオンズの3年連続日本一に貢献したのが、**〇〇和久投手**。昭和33年の日本シリーズでは7試合中6試合に登板。逆転優勝してMVPに輝いた。

答64　赤バット　川上は銀座の運動具メーカーからプレゼントされた赤いバットを使ってプレー。藤村は川上、大下に対抗して、長尺バットを使用した。

問67 闘志むき出しの投球

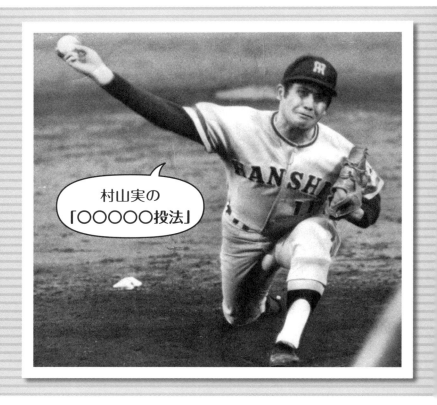

村山実の「〇〇〇〇〇投法」

昭和34年にプロ野球入りし、3度の沢村賞を受賞した村山実。闘志むき出しで全身を使ったその投げ方は、「〇〇〇〇〇投法」と呼ばれた。

▲ヒント：「人間機関車」と呼ばれたチェコの陸上選手の名前に由来。

答65 シャープ

NHKと日本テレビが生中継。街頭テレビの前は黒山の人だかりで、力道山が繰り出すチョップに大きな歓声が沸き起こった。

第3章　スポーツ編

問68 日本の体操界を牽引した

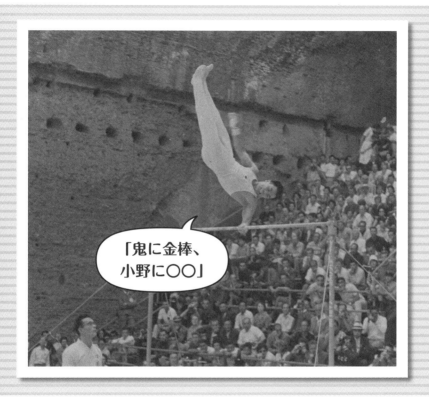

日本体操のエース・小野喬は、昭和35年のローマ五輪で金メダル3個を含む六つのメダルを獲得。「**鬼に金棒、小野に○○**」といわれた。

▲ヒント：小野がメルボルン五輪に続き金メダルを取った競技名。

| 答66 稲尾 | 西鉄ライオンズの黄金時代を築いた稲尾は、昭和32年に1シーズンで20連勝、昭和36年には42勝の記録を達成。「鉄腕」の異名をとる。 |

問69 **日本人初の単独太平洋横断**

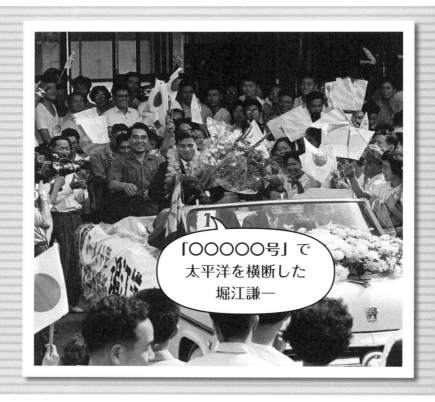

「〇〇〇〇〇号」で太平洋を横断した堀江謙一

探検家の堀江謙一は昭和37年、全長6メートル弱の小型ヨット「〇〇〇〇〇号」で日本人初の太平洋横断に成功。94日かけて米国にたどり着いた。

答67 **ザトペック** 切れ味の鋭いフォークボールで打者を翻弄。打たれても抑えても感情をストレートに出すピッチングで人気に。

第3章　スポーツ編

問70　東京五輪では靴を履いていた

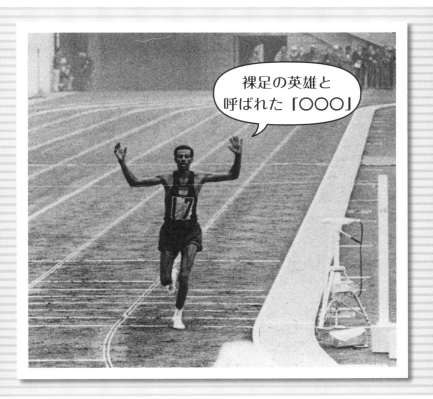

昭和35年のローマ五輪の男子マラソンを、裸足で走って優勝した**エチオピアの〇〇〇選手**。昭和39年の東京五輪でも優勝し、初の連覇を成し遂げた。

答 68 鉄棒	小野は昭和27年のメルボルンから昭和39年の東京まで4回連続で五輪に出場。金5、銀4、銅4の計13個のメダルを獲得した。

問71 史上初の「五冠馬」が誕生

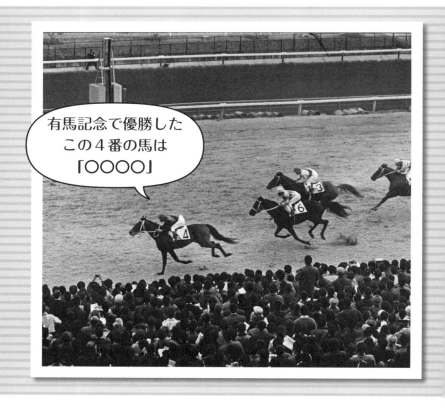

昭和40年、戦後期の日本競馬を代表する競走馬「○○○○」が年末の有馬記念で優勝。未踏の五冠を達成した。

▲ヒント：五冠はクラシック三冠と有馬記念、天皇賞（秋）のこと。

答69　マーメイド　旅券を持たず密航状態でサンフランシスコに到着。その場で逮捕されたが、市長が勇敢な冒険とたたえ入国を許可。名誉市民の称号も与えた。

第3章 スポーツ編

問72 国民的な人気を博した大横綱

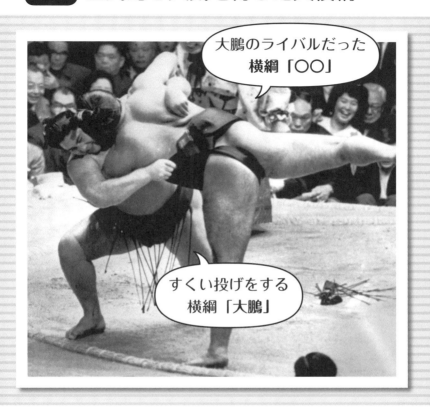

昭和40年代初め、「巨人・大鵬・卵焼き」が流行語にもなった横綱・大鵬とともに「柏鵬時代」と呼ばれる大相撲の黄金期を築いたもう一人の横綱は誰？

答 70	ローマ五輪は古代ローマ時代のアッピア街道を走るコース。石畳もあり、並の人間が裸足で走れる環境ではなかったという。
アベベ	

問73 新スタンダードの誕生

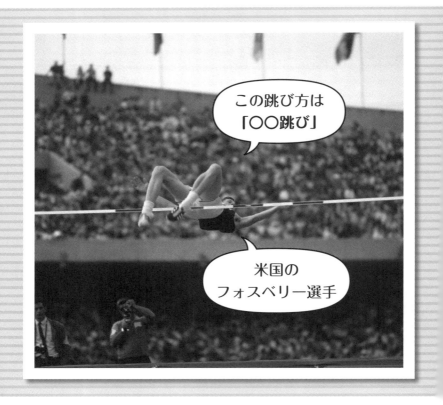

昭和43年のメキシコ五輪男子走り高跳びで、他の選手がベリーロールで飛ぶ中、米国のフォスベリーは仰向けにバーを越える**「〇〇跳び」**で優勝した。

▲ヒント：以降、ベリーロールに代わる標準的な跳び方になった。

| 答71 シンザン | 昭和39年に戦後初の三冠馬に。日本のホースマンにとって、長らく「シンザンを超えろ」がスローガンだった。 |

第3章 スポーツ編

問74 **ボウリングブームの立役者**

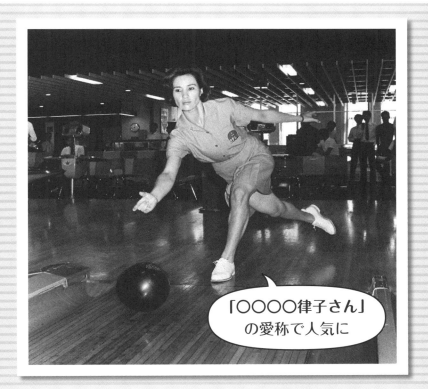

「○○○○律子さん」の愛称で人気に

昭和44年、女子プロボウラー1期生としてデビューした中山律子。**「○○○○律子さん」**の愛称で抜群の人気を誇り、ボウリングブームを牽引した。

▲ヒント：ひらがな4文字。花王のCMにも起用された。

答72 **柏戸**

大鵬と柏戸は昭和36年にそろって横綱に。大鵬は21歳4カ月、柏戸は22歳11カ月という若さだった。

問75 漫画『キックの鬼』のモデル

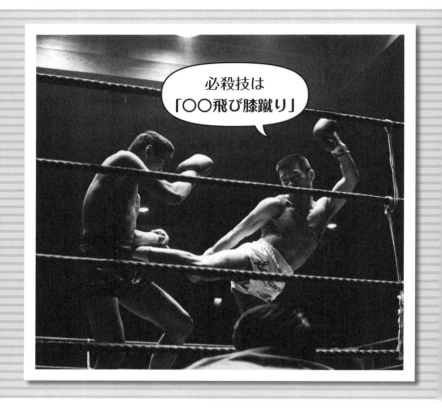

昭和49年にその半生が梶原一騎原作の漫画『キックの鬼』に描かれたキックボクサー・沢村忠。彼の必殺技といえば、**「○○飛び膝蹴り」**だった。

▲ヒント：漢字2文字。

答73
背面

最初はベリーロールの変形に見え、ルールには書かれていないが美しくないと批判されたことがあったという。

第3章　スポーツ編

問76　**日本人を魅了した銀盤の妖精**

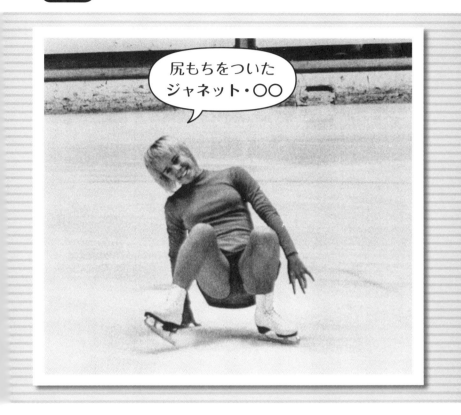

アジア初の冬季五輪、昭和45年の札幌五輪のフィギュアスケートで、**米国のジャネット・○○が**愛くるしい笑顔で大人気に。「銀盤の妖精」と呼ばれた。

▲ヒント：尻もちをつきながらも銅メダルを獲得。

答74　さわやか　　昭和45年には女子プロ初の公認完全試合（300点満点）を達成。平成16年には女性として初めて女子プロボウリング協会会長となった。

問77 金銀銅を日本人選手が独占

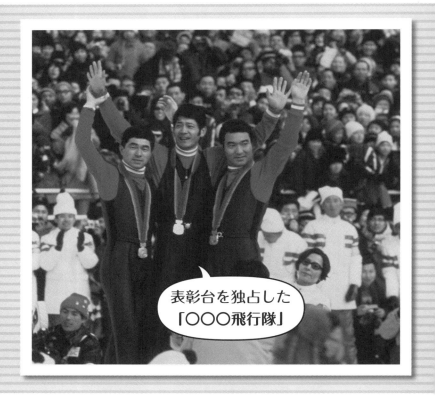

表彰台を独占した「〇〇〇飛行隊」

札幌五輪のスキージャンプ70メートル級で日本人選手が表彰台を独占。「〇〇〇飛行隊」と呼ばれ、日本中が歓喜の渦に包まれた。

▲ヒント：平成10年の長野五輪でも同じ愛称がつけられた。

| 答75 真空 | 通算成績は232勝（228KO）5敗4分け。漫画は「少年画報」に連載され、テレビアニメ化もされた。 |

第3章 スポーツ編

問78 史上初！ 外国出身力士の優勝

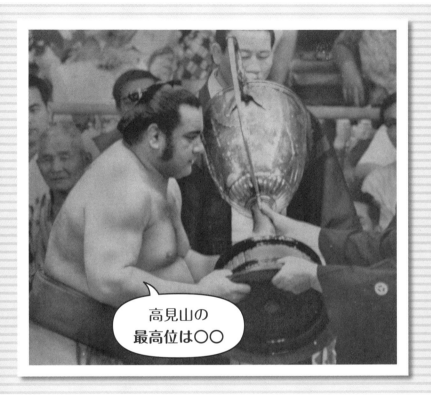

高見山の
最高位は○○

大相撲の昭和47年7月場所で、外国人として初めて優勝を果たしたのがハワイ出身の高見山。昭和59年まで人気力士として活躍した彼の**最高位**は何？

| 答 76 リン | 得意のフリーで尻もちをついたが、芸術点は満点だった。「札幌の恋人」とも呼ばれた彼女は、後にカルピスのCMにも出演。 |

問79 プロレスの新団体を設立

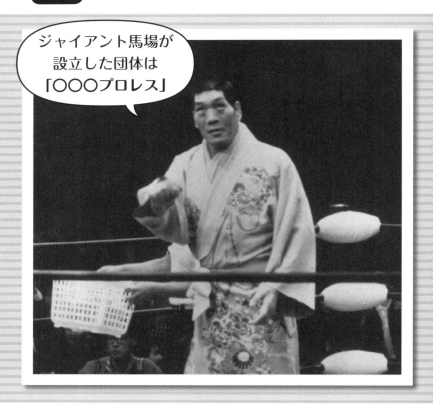

ジャイアント馬場が
設立した団体は
「○○○プロレス」

昭和47年、必殺技「16文キック」で人気のジャイアント馬場がプロレスの新団体設立を発表。その新団体とは「○○○プロレス」である。

答77　日の丸

70メートル級は現在のノーマルヒルにあたる。金メダルは笠谷幸生、銀メダルは金野昭次、銅メダルは青地清二だった。

第3章　スポーツ編

問80 「ミスタープロ野球」の引退

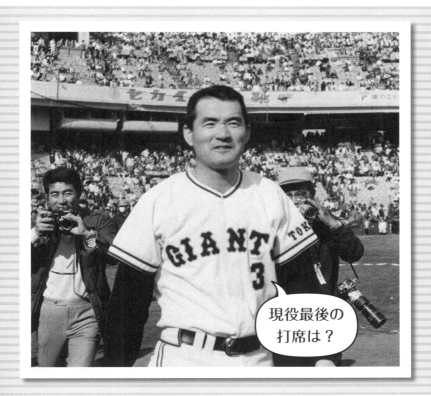

現役最後の打席は？

昭和49年、惜しまれながらユニフォームを脱いだ巨人の長嶋茂雄。引退試合は中日とのダブルヘッダーだったが、**最終打席の結果**は何だった？

答78

関脇

高見山は関脇が最高位だったが、のど輪や張り手の威力が凄まじく、獲得した金星は12個におよぶ。

問81 歴史に残る"迷"勝負!?

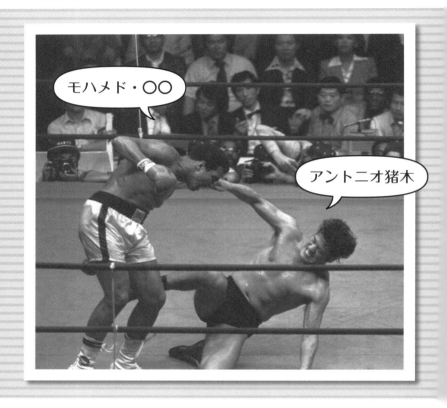

昭和51年、東京・武道館でプロレスのアントニオ猪木と格闘技世界一を決める試合を行った米国のボクシングヘビー級王者は、**モハメド・○○**。

| 答79 全日本 | 馬場はプロ野球の巨人に投手として入団したが、怪我などで引退。昭和35年、力道山に認められてプロレス界に転じた。 |

第3章 スポーツ編

問82 華麗な技と容姿で観客を魅了

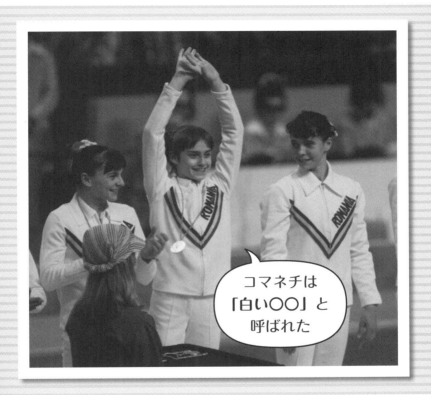

昭和51年のモントリオール五輪でルーマニアの体操選手ナディア・コマネチは金メダル三つを獲得。世界から注目を集め「白い〇〇」と呼ばれた。

答80 ショートゴロ　1試合目にはホームランを放ったが、2試合目の8回裏1死1、3塁で迎えた最終打席はショートゴロの併殺打に終わった。

問83 名人位を5連覇した棋士

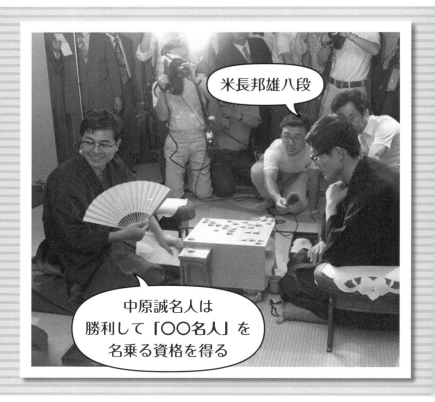

昭和51年、将棋の名人戦で中原誠名人が米長邦雄八段の挑戦を退けて名人位を5期連続制覇。「○○名人」を名乗る資格を手に入れた。

答81　アリ

猪木はアリのパンチを封じるため、寝転がってローキックを打ち続ける奇策に終始。15回ドローという結果に。「世紀の凡戦」との評価も。

第3章 スポーツ編

問84 一本足打法でホームランを量産

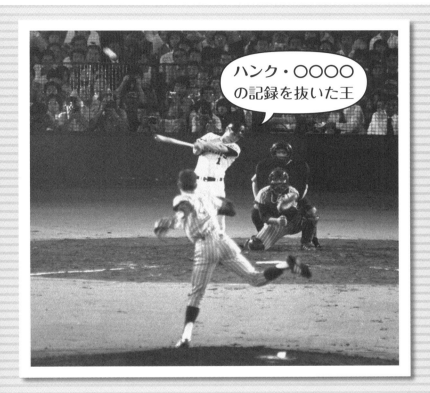

昭和52年、巨人の王貞治が通算756号のホームランを放ち、米大リーグの「ハンク・〇〇〇〇」が保持していた記録を抜いて世界一のホームラン王に。

▲ヒント：ベーブ・ルースは714本、ハンク・〇〇〇〇は755本。

| 答82 妖精 | この五輪では段違い平行棒と平均台で完璧な演技を見せ、計7回の10点満点を獲得。五輪の体操競技で10点を出したのは彼女が初めて。 |

問85 伝説となった9回裏の投球

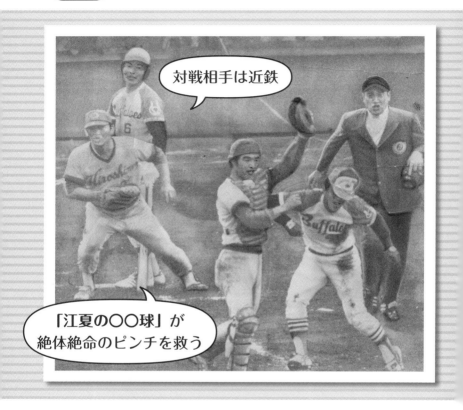

昭和54年の日本シリーズ第7戦、9回裏1死満塁のピンチを救い広島を優勝に導いた江夏豊の投球は、**「江夏の〇〇球」**として伝説になった。

▲ヒント：江夏が投じた球数。山際淳司が同タイトルで雑誌に発表。

| 答83 永世 | 通常は引退後に名乗るが、大山康晴（15世）、中原誠（16世）は特例として現役時代に襲名した。 |

第3章　スポーツ編

問86　漫画のキャラを重ね合わせた

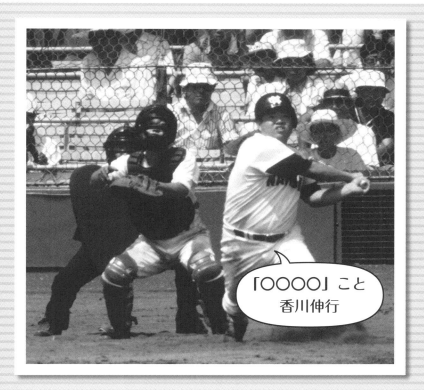

「○○○○」こと
香川伸行

昭和54年の夏の甲子園で優勝した大阪・浪商。やや太めながら天才的な守備と打撃で活躍した香川伸行は「○○○○」の愛称で親しまれた。

▲ヒント：水島新司の野球漫画『○○○○』に登場するキャラ。

答84　アーロン

王は昭和34年に巨人に入団。一本足打法で打ち始めたのは、昭和37年からだった。シーズン公式戦通算本塁打868本は日本のプロ野球記録。

問87 帝王と死闘を繰り広げた

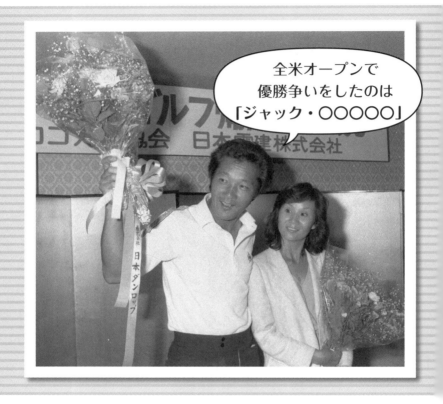

全米オープンで優勝争いをしたのは「ジャック・○○○○○」

昭和55年、プロゴルフの全米オープンで、青木功は**ジャック・○○○○○**と競り合い2位入賞。ともに当時の優勝レコードを塗り替えての1、2だった。

▲ヒント：「帝王」と称される米国のプロゴルファー。

| 答85 21 | 昭和43年に王貞治からシーズン最多奪三振記録となる354個目を奪い、昭和46年のオールスター戦では9者連続奪三振記録を打ち立てた。 |

第3章 スポーツ編

問88 **13連続防衛成功の世界記録**

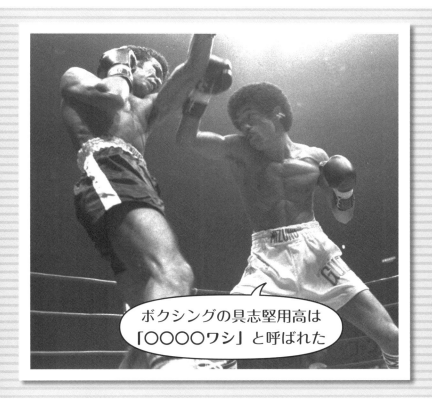

ボクシングの具志堅用高は
「〇〇〇〇ワシ」と呼ばれた

昭和55年、「〇〇〇〇ワシ」の異名をとった具志堅用高が13度目の防衛に成功し、ライトフライ級の世界王座防衛新記録を樹立した。

▲ヒント：カタカナ4文字。沖縄などに生息する鳥類。

| 答86 ドカベン | 牛島和彦とバッテリーを組んで甲子園出場3回。昭和54年夏には大会史上初の3試合連続本塁打を放つ。ドラフト2位で南海に入団。 |

問89 **幕内優勝 31 回の大横綱**

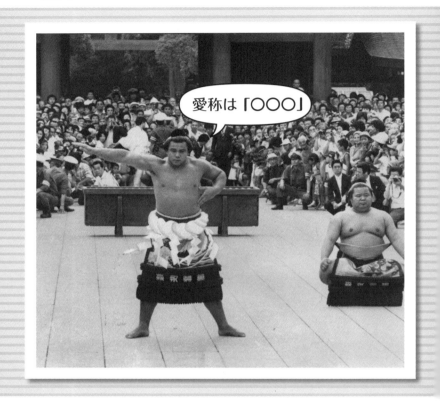

愛称は「〇〇〇」

昭和 56 年に横綱となった千代の富士。力士としては小兵ながら、スピードとキレのある取り口、鋭い眼光から「〇〇〇」の名で親しまれた。

答 87
ニクラウス

特異なスタイルのパット、巧みなショートゲームで国内 58 勝、海外 7 勝をあげた。昭和 28 年から 4 年連続賞金王。

第3章 スポーツ編

問90 世界の盗塁王・福本の奔放発言

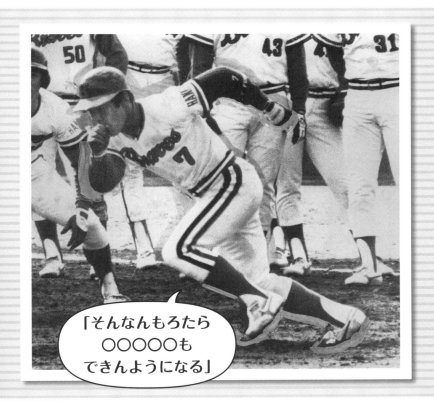

「そんなんもろたら
〇〇〇〇〇も
できんようになる」

昭和58年に世界記録の939盗塁を達成した福本豊。国民栄誉賞を打診されたが**「そんなんもろたら〇〇〇〇〇もできんようになる」**と固辞した。

▲ヒント：最初は「呑み屋に行けなくなる」と発言したとされた。

答88
カンムリ

昭和51年の王者グスマン戦でKO勝ちした具志堅が、試合後に「カンムリワシになりたい」と話したことから、この呼び名がついたという。

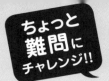

昭和39年の「東京五輪」から4題

問91 下の写真は、開会式会場に入場する日本選手団。その**開会式が行われた場所**はどこ？

問92 東京五輪を記念して開会式が行われた日は「〇〇〇の日」として国民の休日となった。

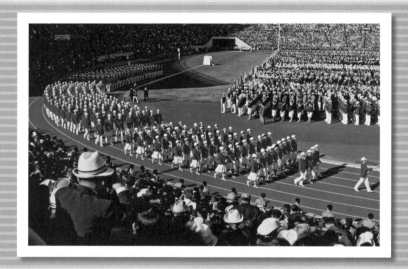

問93 体操競技の難易度はA〜Cで表されたが、それを超える難易度は「〇〇〇〇C」と呼ばれた。

問94 金メダルを獲得した日本女子バレーボールチームは、「東洋の〇〇」と呼ばれた。

答89 **ウルフ** たび重なる肩の脱臼などに耐えつつ、豪快な上手投げでファンを魅了。平成2年の引退会見では「体力の限界」と涙を浮かべた。

第4章

戦後復興から世界の"ニッポン"へ

政治・経済 編

戦後、復興を果たした日本は

世界がうらやむ経済大国に成長しました。

ここでは、昭和日本の政治と経済に

まつわる話題を取り上げてみましょう。

3章・93ページの解答

答90

立ちション

解説者時代には、ホームランにならなかった打球に何が足りなかったのかを聞かれ「距離ちゃう？」と答えるなど、奔放な発言で愛された。

3章・94ページの解答

答91

国立競技場

答92

体育

答93

ウルトラ

答94

魔女

問95 太平洋戦争が公式に終了

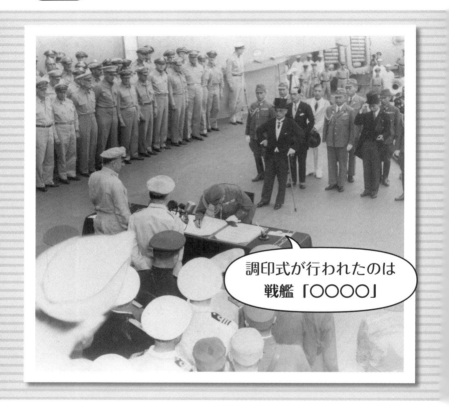

調印式が行われたのは
戦艦「〇〇〇〇」

昭和20年、日本がポツダム宣言を受諾した後に、東京湾上の**米戦艦「〇〇〇〇」**の甲板で降伏文書の調印式が行われた。

▲ヒント：当時の米大統領トルーマンの出身の州名。

解答は次の見開きの下にあります。

第4章 政治・経済編

問96 大日本帝国憲法に代わる新憲法

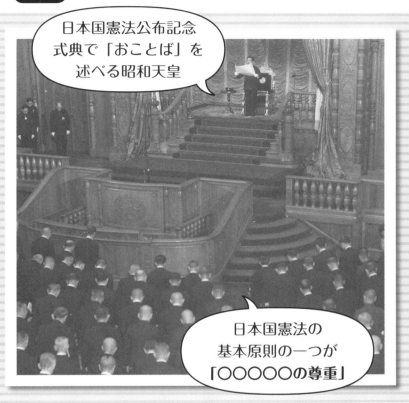

昭和21年に日本国憲法が公布され、翌年に施行された。日本国憲法が基本原則とするのは、「国民主権」「〇〇〇〇〇の尊重」「平和主義」である。

解答は次の見開きの下にあります。

問97 裁かれた日本の指導者たち

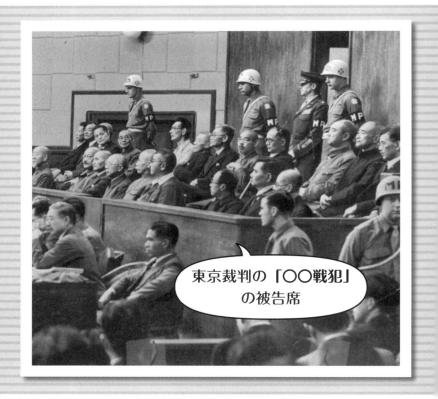

東京裁判の「〇〇戦犯」の被告席

昭和21～23年、連合国によって極東国際軍事裁判（東京裁判）が行われた。戦争を計画・実行した罪に問われた日本の指導者は〇〇戦犯と呼ばれた。

▲ヒント：松岡洋右（ようすけ）、板垣征四郎、東條英機らが含まれた。

答95 ミズーリ　日本側の全権団は重光葵外相、梅津美治郎参謀総長ら。これを迎えたマッカーサー元帥が演説し、終戦を宣言した。

第4章　政治・経済編

問98　前身は商工省だった

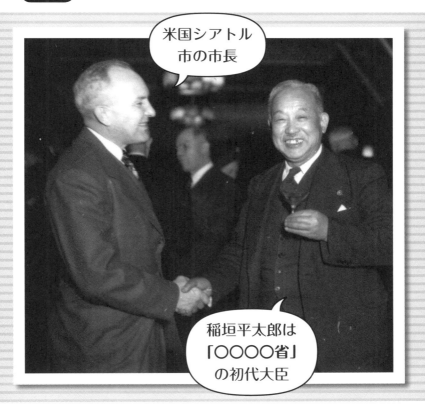

米国シアトル市の市長

稲垣平太郎は「〇〇〇〇省」の初代大臣

第三次吉田茂内閣の昭和24年、商工省を再編・改称して成立したのが〇〇〇〇省。初代大臣は商工省の大臣の稲垣平太郎が務めた。

▲ヒント：現在の経済産業省。

答96　基本的人権　日本政府が連合国軍総司令部（GHQ）と折衝を重ねて草案を作成。議会がそれに修正を加えた。

問99 いまよりもだいぶ"円安"だった

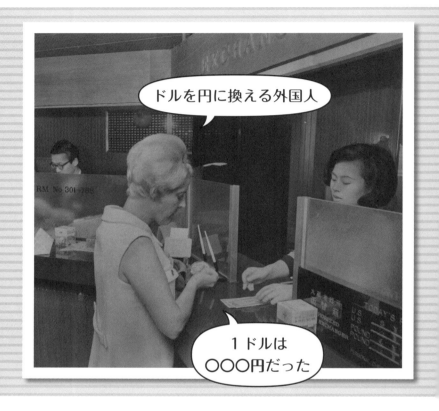

連合国軍総司令部（GHQ）は昭和24年、**1ドル＝○○○円**の単一為替レートの設定を発表。昭和46年までの22年間、このレートは維持された。

▲ヒント：昭和46年に1ドル＝308円、48年に変動相場制へ。

答97　A級

通例の戦争犯罪を裁いたB級・C級戦犯と区別された。A級戦犯容疑者として100人以上が逮捕されたが、そのうち28人が裁判にかけられた。

第4章 政治・経済編

問100 朝鮮戦争特需で沸いた日本経済

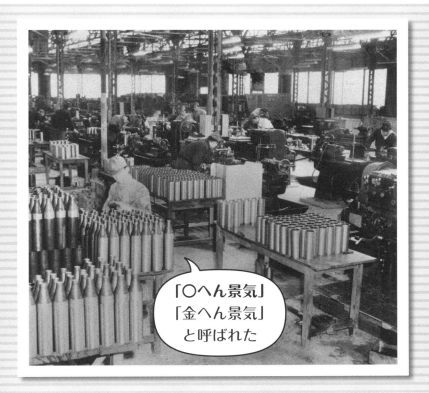

「○へん景気」
「金へん景気」
と呼ばれた

昭和25年に朝鮮戦争が勃発すると、日本は空前の戦争特需に沸いた。その好景気は、**「○へん景気」**「金へん景気」とも称された。

▲ヒント：とくに恩恵を受けた業界を言い表した言葉。

| 答98 通商産業 | 一般に「通産省」と略称された。文字通り、通商の振興と調整、各種産業の生産・流通などに関する行政事務を担った。 |

101

問101 マイクが拾った首相の発言

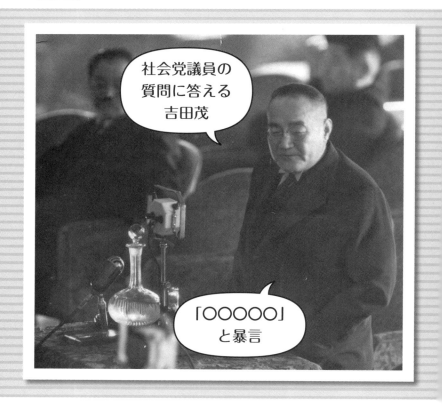

昭和28年、吉田茂首相が社会党議員に「〇〇〇〇〇」と暴言を吐き、内閣不信任案が可決された。この時の衆院解散を「〇〇〇〇〇解散」と呼ぶ。

答99　360　GHQ顧問のドッジが日本経済の安定・自立を目標に打ち出した経済9原則（ドッジ・ライン）に沿って決定。

第4章　政治・経済編

問102 「ブラック」だったタクシー業界

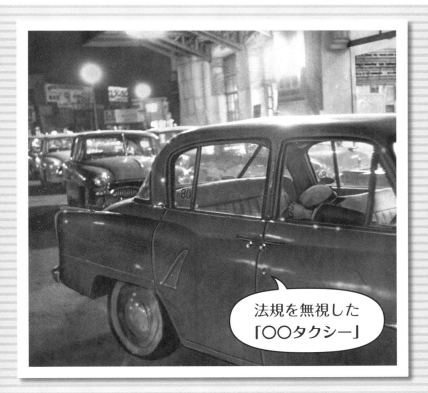

昭和30年頃、会社から厳しいノルマを課された乗務員が、交通法規を無視して無謀な運転をする「○○タクシー」が社会問題に。

▲ヒント：固定給の低さも原因の一つだった。

| 答100 糸 | 「糸へん」は戦地用被服、軍用毛布、麻袋、テントなどの繊維関連で、「金へん」は各種鋼管や鋼材関連。 |

問103 復興需要を通じて発展を遂げた

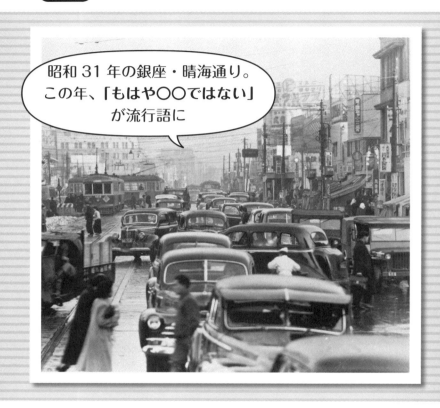

昭和31年、経済企画庁が発表した経済白書の序文にある「もはや〇〇ではない」が、復興終了を宣言した象徴的な言葉として流行語になった。

| 答101 バカヤロー | 小声でつぶやいたのがマイクに拾われて大騒ぎに。内閣不信任案に、吉田と反目しあっていた鳩山一郎らも賛成票を投じた。 |

第4章 政治・経済編

問104 火に油を注いだ岸首相の発言

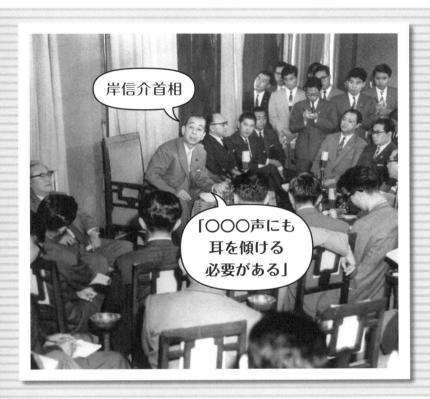

日米安保反対闘争が激化した昭和35年、岸信介首相は記者会見で高まる批判に対して**「○○○声にも耳を傾ける必要がある」**と強気に語った。

▲ヒント：英語では「サイレント・マジョリティー」などという。

| 答102 神風 | 会社を辞めて無免許の「白タク」を始める人も出てきたため、昭和34年に個人タクシーの営業が正式に認められるようになった。 |

問105 日本を「経済の国」に変えた

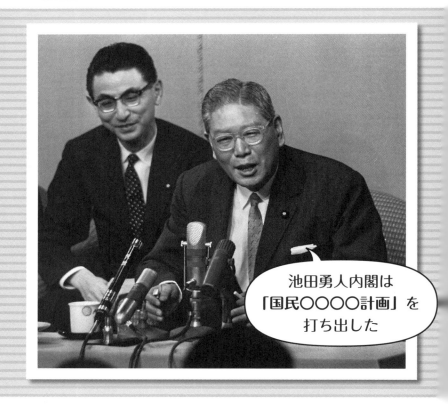

池田勇人内閣は「国民〇〇〇〇計画」を打ち出した

昭和35年、池田勇人内閣が長期経済計画「国民〇〇〇〇計画」を策定。「国民生活水準の顕著な向上」「完全雇用の達成」などのスローガンを掲げた。

▲ヒント：10年で国民総生産（GNP）を2倍にするというもの。

答103 戦後

昭和30年の1人あたりの実質国民所得が戦前の最高水準を13パーセントも上回るほどに、日本の経済は回復していた。

第4章 政治・経済編

問106 タレント議員第1号

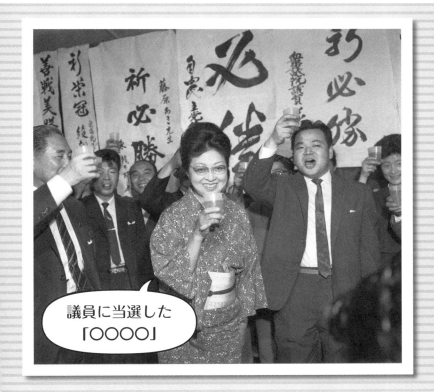

議員に当選した「〇〇〇〇」

NHKの人気番組「私の秘密」のレギュラーとなり一躍有名になった**自民党候補の〇〇〇〇**が昭和37年、参議院議員に当選。タレント議員第1号に。

答104 声なき 岸内閣の高姿勢に対して退陣を迫る世論が巻き起こり、国会議事堂はデモの波に囲まれていた。岸の発言は火に油を注ぐようなものだった。

問107 新紙幣に描かれていたのは誰？

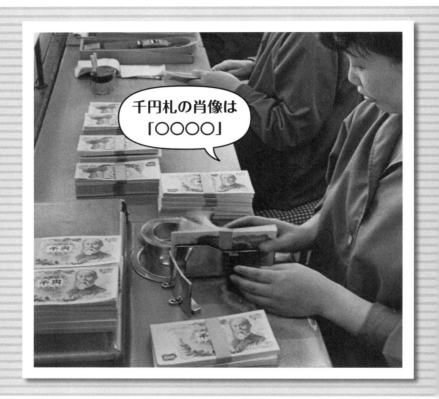

千円札の肖像は「〇〇〇〇」

昭和38年、新千円札が登場。肖像は聖徳太子から、**初代内閣総理大臣の〇〇〇〇**に変わった。この新紙幣はその後、約20年間発行された。

▲ヒント：日本を東アジアの強国へと押し上げた人物。

答105
所得倍増

日本経済は池田退陣後も成長を続けて、わずか4年で名目GNPは2倍、10年で4倍増を達成。経済立国で先進国に仲間入りした。

第4章 政治・経済編

問108 高度経済成長時代の農村問題

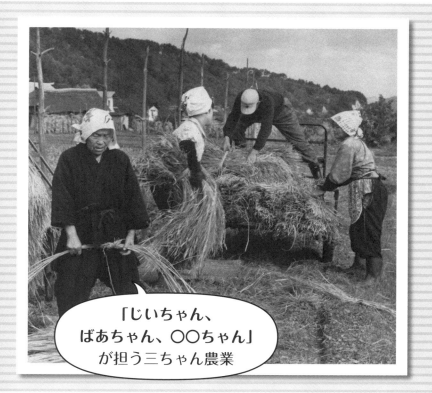

「じいちゃん、ばあちゃん、〇〇ちゃん」が担う三ちゃん農業

昭和30年代後半に流行語となった「三ちゃん農業」は農業の空洞化を表した言葉で、**「じいちゃん、ばあちゃん、〇〇ちゃん」**によって行われる農業。

▲ヒント：ひらがな2文字。

| 答106 藤原あき | 参院選全国区に自民党から立候補し、テレビで知られた顔が物を言い116万票の大量得票でトップ当選した。 |

問109 消費主導の景気拡大

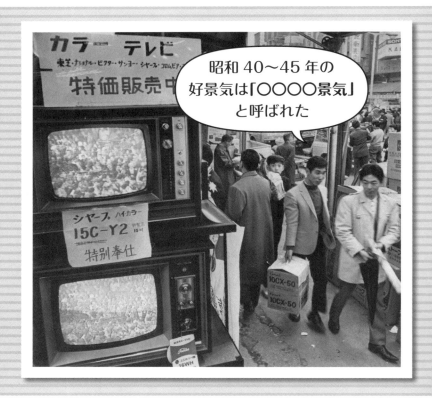

昭和40〜45年にかけて57カ月続いた景気拡大は「〇〇〇〇景気」と呼ばれ、消費ブームで車、エアコン、カラーテレビの「3C」が急速に普及した。

▲ヒント：日本神話に登場する男神の名。

答107　伊藤博文　千円札の肖像は聖徳太子（昭和25年〜）、伊藤博文（昭和38年〜）、夏目漱石（昭和59年〜）、野口英世（平成16年〜）と移り変わった。

第4章 政治・経済編

問110 自民党議員の不祥事が続発

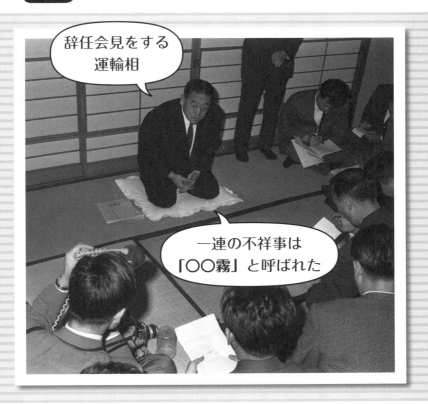

昭和41年、荒舩清十郎運輸相が自身の選挙区の駅を急行列車の停車駅にしたことで辞任。以降、自民党議員の不祥事が続発し「〇〇霧」と呼ばれた。

▲ヒント：12月には佐藤栄作首相が衆院を解散。

答108
かあ

主な稼ぎ手である男性が都会に出稼ぎや勤めに出てしまい、農業の担い手が他の家族になってしまった。

問111 「革新都政」が始まった

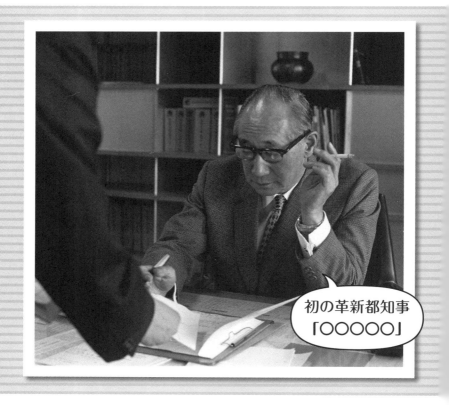

初の革新都知事
「〇〇〇〇〇」

社会党・共産党推薦で昭和42年に東京都知事選に立候補。浮動票をつかんで当選し、**12年3期を務めた都知事は誰？**

▲ヒント：公害対策や福祉政策などを推し進めた。

| 答109 いざなぎ | 昭和30〜31年の神武景気、昭和33〜37年の岩戸景気を上回る長期間の好況だったため、「岩戸神話」をさらに遡った「国造り神話」から命名。 |

第4章 政治・経済編

問112 市役所に誕生したユニーク部署

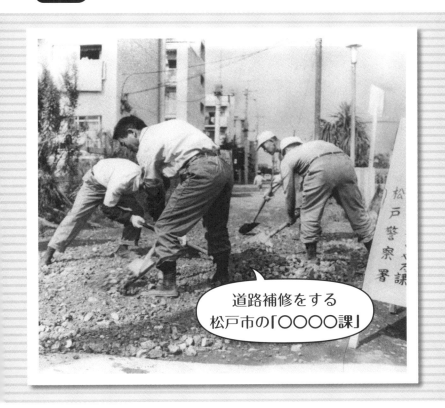

道路補修をする松戸市の「○○○○課」

千葉県松戸市の市役所に昭和44年、市民の要望に即座に対応するための組織「○○○○課」が設置され、全国的な話題になった。

▲ヒント：以降、全国の市役所・町村役場にユニークな部署が誕生。

| 答110 黒い | ほかにも、有田文相の秘書官をめぐる公私混同や山口衆議院議長の不正金融機関への肩入れなど、職権乱用・利権あさりが大問題に。 |

問113 米国依存の日本に大打撃

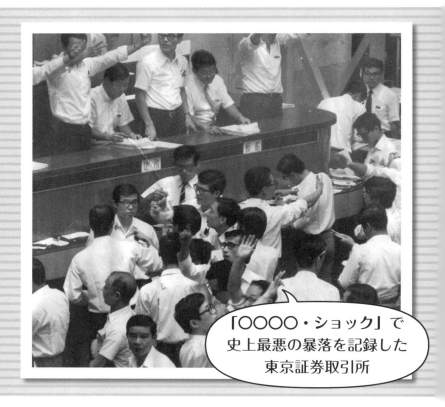

「○○○○・ショック」で史上最悪の暴落を記録した東京証券取引所

昭和46年、米国は経済再建とドル立て直しのため緊急経済政策を発表。対米依存度の高い日本に衝撃を与え、○○○○・ショックと呼ばれた。

▲ヒント：政策を発表した当時の大統領の名前。ドルショックとも。

答111　美濃部亮吉　東京教育大学（現在の筑波大学）の教授だった美濃部は、経済学者としてNHK教育テレビで番組を担当するなど、選挙前から知名度が高かった。

第4章 政治・経済編

問114 日本の産業・地域構造の改革

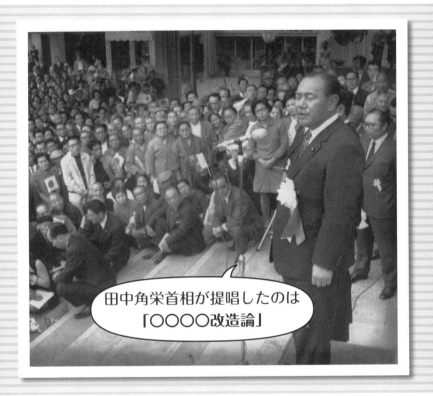

田中角栄首相が提唱したのは「〇〇〇〇改造論」

昭和47年、田中角栄は過密都市から地方への工業分散、新地方都市の建設、高速交通網の整備を柱とした「〇〇〇〇改造論」を提唱した。

答112 すぐやる

この組織を発足させたのは、当時市長だったドラッグストアチェーン「マツモトキヨシ」の創業者・松本清。

問115 日中の国交が回復

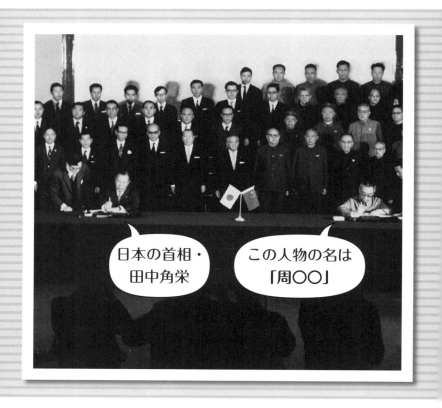

日本の首相・田中角栄

この人物の名は「周○○」

昭和47年、田中角栄首相が訪中し、**中国の首相・周○○**と日中共同声明に調印。両国の戦争状態がここに終結し、国交が正常化した。

▲ヒント：柔軟外交を推進。日本に留学経験もあった。

| 答113 ニクソン | ベトナム戦争による財政悪化の解決策として、一律10パーセントの輸入課徴金の設定とドルの金交換停止を柱とした。 |

第4章 政治・経済編

問116 端正な顔立ちの首相の異名

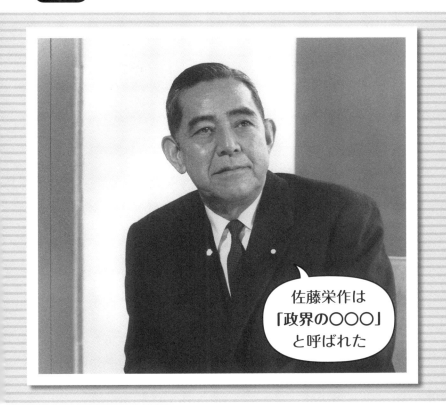

佐藤栄作は「政界の〇〇〇」と呼ばれた

日韓基本条約を締結し、沖縄返還を実現した佐藤栄作首相は、彫りが深い顔立ち、ギョロッとした大きな目から**「政界の〇〇〇」**の異名をとった。

▲ヒント：歌舞伎役者の「市川〇〇〇」を思わせることから。

答 114 日本列島 自民党総裁選挙の際に発表。同名の書籍は、90万部を超える大ベストセラーになった。

問117 トイレットペーパーがなくなる!?

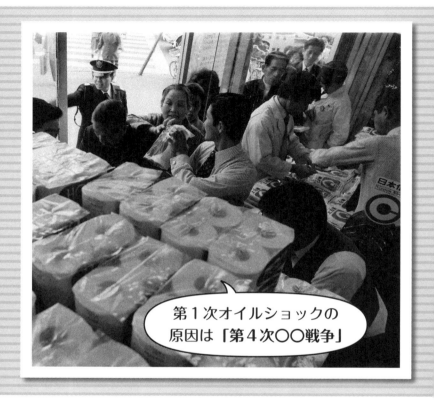

第1次オイルショックの原因は「第4次〇〇戦争」

昭和48年、**第4次〇〇戦争**をきっかけに第1次石油危機が起き、トイレットペーパーなどを求める人が小売店に殺到した。

▲ヒント：アラブ諸国の原油の減産と値上げで石油製品が値上がり。

| 答115 恩来 | この共同声明で中華人民共和国政府を中国唯一の合法政府として承認。戦争賠償の請求放棄、アジア・太平洋地域での覇権反対などをうたった。 |

第4章 政治・経済編

問118 ロッキード事件の黒幕は？

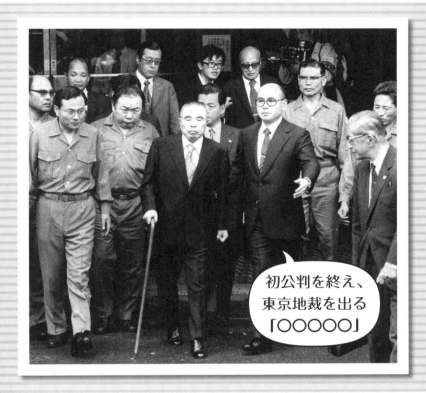

初公判を終え、東京地裁を出る「〇〇〇〇〇」

昭和51年、米ロッキード社の航空機購入をめぐる国際的な贈収賄事件が発生。田中角栄元首相も逮捕されたこの事件で**黒幕とされた右翼活動家**は誰？

答116
団十郎

日韓基本条約締結は昭和40年。沖縄返還は昭和47年のことだった。佐藤は昭和49年に非核三原則の提唱を理由にノーベル平和賞を受賞。

問119 「ロン・ヤス関係」を構築

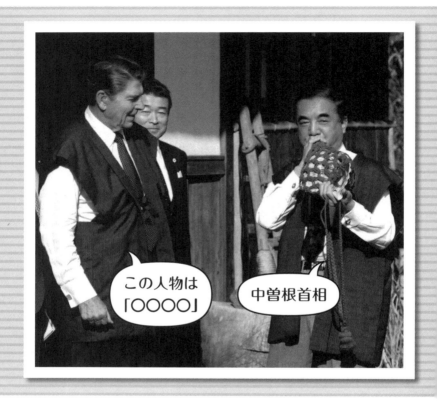

この人物は「〇〇〇〇」

中曽根首相

昭和57年に首相となった中曽根康弘は、**ロナルド・〇〇〇〇米大統領**と「ロン・ヤス関係」と呼ばれる信頼関係を構築。安保体制強化に努めた。

答117
中東

トイレットペーパーや洗剤の買い占め騒動が起き、紙不足のおそれから週刊誌や漫画雑誌のページ数も減らされた。

第4章　政治・経済編

問120　分割・民営化されてJRが誕生

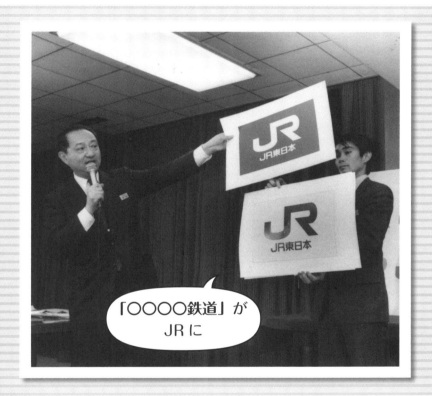

「〇〇〇〇鉄道」がJRに

昭和62年、赤字経営脱却のため国鉄が分割・民営化。六つの旅客鉄道会社が誕生した。国鉄は通称で、正式には「〇〇〇〇鉄道」といった。

▲ヒント：JR貨物を含めると7社が分割・民営化された。

答118　児玉誉士夫（こだまよしお）　昭和44年にロッキード社の秘密代理人となり、エアバス選定に暗躍した。ロッキード事件で起訴されたが、判決を待たずに死去。

ちょっと難問にチャレンジ!! 昭和の名宰相「吉田茂」から4題

問121 昭和26年、吉田茂が代表として調印。日本の主権回復が認められたのが、〇〇〇〇〇〇〇〇講和条約。

問122 毒舌、ワンマン、貴族趣味などと評された吉田茂。足元に履いた〇〇〇から、〇〇〇宰相と呼ばれた。

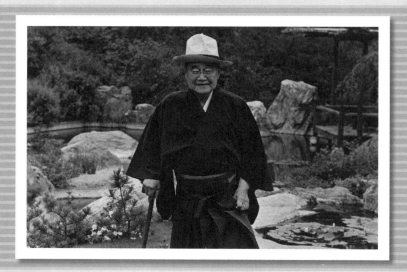

問123 政界引退後の吉田のもとに、助言を求めて政財界の要人が訪れ、「〇〇詣で」と呼ばれた。

問124 吉田茂の孫で、平成20年に第92代内閣総理大臣となった人物は、「〇〇〇〇」である。

答119 レーガン 中曽根が所有する東京都西多摩郡の日の出山荘が昭和58年の日米首脳会談の会場として使われ、「ロン・ヤス関係」発祥の地となった。

第5章

私たちの暮らしはどのように変わった？

身近な生活 編

日本人の暮らしは、経済の発展とともに

見違えるほど豊かになりました。

自動車や食べ物など、私たちの生活を

変えたモノやサービスを振り返ります。

4章・121ページの解答

答120 日本国有	中曽根政権の目玉政策の一つ。分割・民営化の際に国鉄が抱えていた約37兆円の長期債務は国が引き継いだが、いまだ解消には至らず。

4章・122ページの解答

答121 サンフランシスコ	答122 白足袋	答123 大磯	答124 麻生太郎

問125 **貨車や客車の屋根も満載**

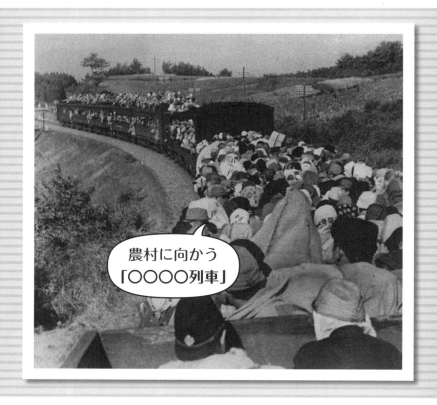

農村に向かう
「〇〇〇〇列車」

敗戦直後、食糧難にあえいだ都市部の住民は、列車に乗ってイモなどの主食を農村に買いに行った。この列車は**「〇〇〇〇列車」**と呼ばれた。

▲ヒント：「走るイモ列車」とも。

解答は次の見開きの下にあります。

第5章 身近な生活編

問126 シラミ除去のために使われた

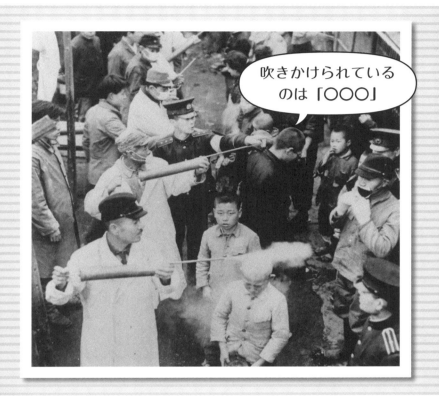

敗戦後に日本で発しんチフスが流行。媒介するシラミを駆除するために、連合国軍から提供された消毒剤「○○○」が散布された。

▲ヒント：アルファベット3文字。有機塩素系の殺虫剤。

解答は次の見開きの下にあります。

125

問127 庶民にとって酒は高嶺の花

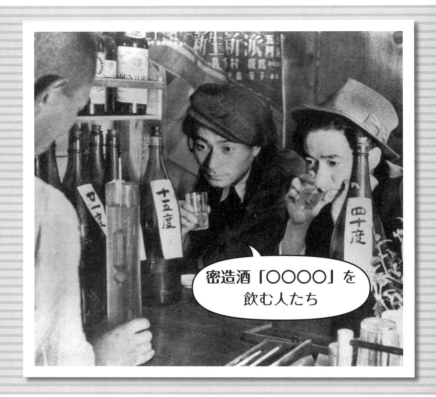

密造酒「〇〇〇〇」を飲む人たち

戦後間もない時期、闇市には安価な芋や麦などの糖質を発酵させてつくった〇〇〇〇と呼ばれる粗悪な**密造酒**を出す飲み屋が立ち並んでいた。

▲ヒント：燃料用アルコールを水で薄めたものはバクダンといった。

答125 **買い出し**
当時は手持ちの袴や晴れ着などを食糧に換えることが多く、これを言い表した「タケノコ生活」という言葉が流行。

第5章 身近な生活編

問128 大都市圏を中心に活躍

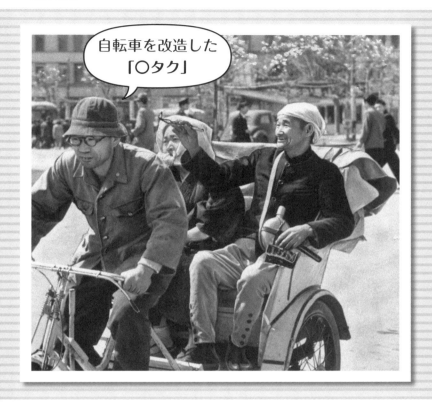

終戦直後の昭和20年から昭和30年くらいまで、自転車の後部や側面に座席を設けた**自転車タクシー「○タク」**が市民の足として活躍した。

▲ヒント:「銀○タクシー」の通称。

答126
DDT

第二次世界大戦後から各国で害虫駆除に広く使われたが、残留毒性が強く、日本では昭和46年に使用が禁止された。

問129 **生活必需品の援助に救われた**

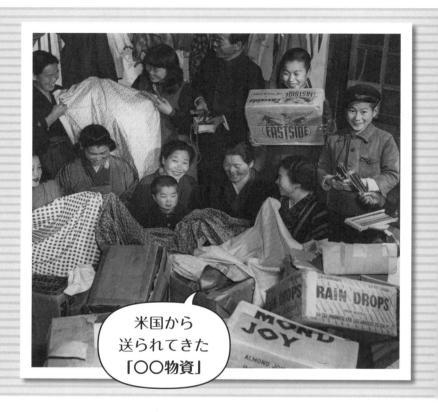

米国から送られてきた「〇〇物資」

戦後、困窮状態にあった日本を援助するため、米国から食料や衣類などの支援物資が届けられた。この援助を**「〇〇物資」**という。

▲ヒント：カタカナ２文字。「アジア救援公認団体」の英字略語から。

| 答127 カストリ | 語源は酒粕を原料に蒸留してつくる「粕取り焼酎」。「3合（号）で悪酔いして潰れる」と、粗悪な娯楽雑誌を「カストリ雑誌」と呼んだ。 |

第5章 身近な生活編

問130 元祖キャビンアテンダント

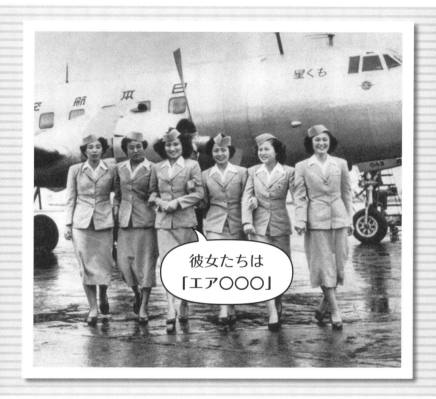

昭和26年に日本航空が設立され、民間航空の再開第1号となる「もくせい号」が就航。女性客室乗務員は「エア○○○」と呼ばれた。

答128
輪

当時の料金は2キロまでで10円。バスや都電より20倍も高かったが、乗り物不足の当時にあって大都市圏を中心に全国で普及した。

問131 ラッシュ時に活躍した学生

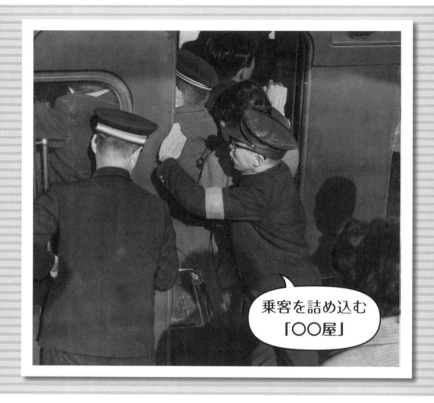

乗客を詰め込む「○○屋」

昭和 30 年、ラッシュ時の混雑に駅職員だけでは対応できなくなったため、国鉄駅にアルバイト学生の「○○屋」が登場。最初は国鉄新宿駅だった。

▲ヒント：正式名称は旅客整理係学生班。

答129
ララ

支援物資は昭和 21 年から昭和 27 年まで届けられ、当時の金額で 400 億円という莫大な規模だったといわれている。

第5章 身近な生活編

問132 若者にテレビは悪影響!?

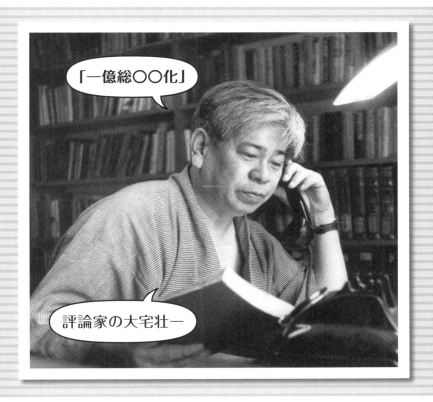

昭和28年に開局したテレビが飛躍的に普及。社会に対する影響が問題視され、評論家・大宅壮一が憂えた言葉「一億総〇〇化」が昭和32年に流行した。

答130　ガール

当時この職業は女性たちの憧れの的。1300人の応募に対して、第1期生として採用されたのは15人。倍率は86倍という狭き門だった。

問133 日本一の小売店の1号店オープン

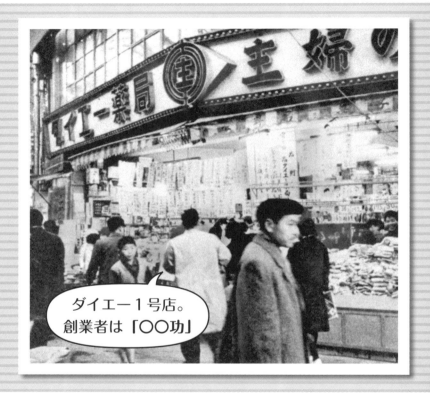

ダイエー1号店。創業者は「〇〇功」

昭和32年、〇〇功が大阪の千林商店街に「主婦の店ダイエー」を開業。ダイエーは高度経済成長期に日本の小売業で初めて売上1兆円を達成。

▲ヒント：価格破壊をモットーにチェーンストアを全国に展開。

答131 押し

満員電車に乗車する客を車内に押し入れて整理にあたった。電車のドア一つにつき、押し屋一人が配置された。

第5章 身近な生活編

問134 日本の食文化を大きく変えた

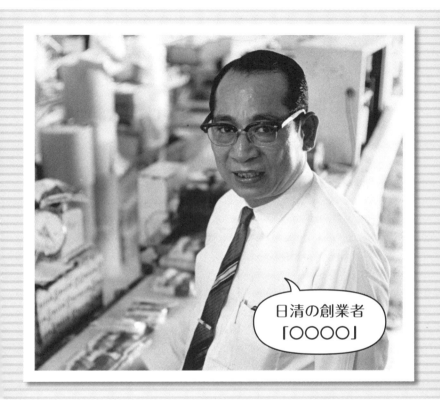

昭和33年に世界初の即席麺「チキンラーメン」、昭和46年に世界初のカップ麺「カップヌードル」を発売、大ヒットさせた**日清の創業者は誰？**

▲ヒント：平成30年度のNHK連続テレビ小説「まんぷく」のモデル。

答132 白痴　もともとは「週刊東京」のコラムに「低俗なテレビ番組ばかりで、これでは一億総白痴化だ」などと書いたところから流行し始めた。

問135 画期的だった温かい駅弁

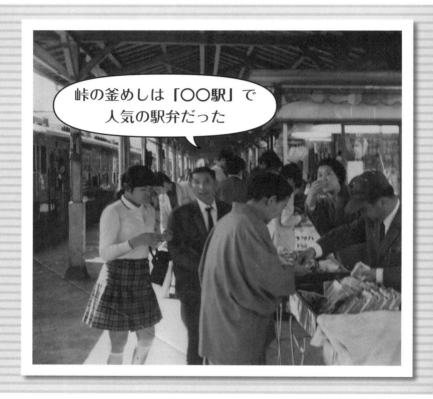

長野と群馬の県境にある国鉄・**信州本線〇〇駅**で昭和33年、陶器の釜に入った弁当「峠の釜めし」の販売が始まり、旅客の間で人気になった。

▲ヒント：碓氷峠越えの拠点となった駅。

| 答133 中内 | 戦中のフィリピンで「子どもの頃に食べた牛肉のすき焼きをもう一度腹いっぱい食べたい」と思ったことがスーパーを始めたきっかけだという。 |

第5章　身近な生活編

問136 子どもたちの安全を守る

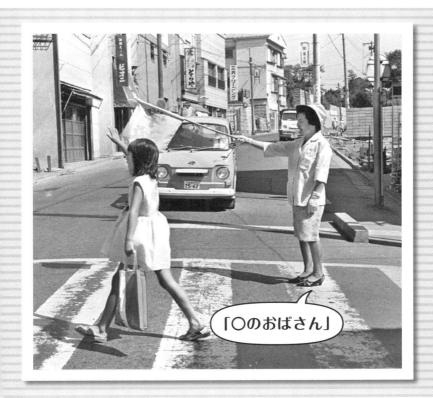

「〇のおばさん」

学童の交通事故を防ぐために昭和34年、東京都で学童擁護員の制度が始まった。女性の学童擁護員は**「〇のおばさん」**の愛称がつけられた。

▲ヒント：身につけていた交通安全のシンボルカラーから。

| 答 134
安藤百福 | 台湾で生まれ、昭和8年に日本に渡る。インスタント食品を定着させるなど日本の食文化に大きな影響を与えた。 |

問137 修学旅行といえばこの列車だった

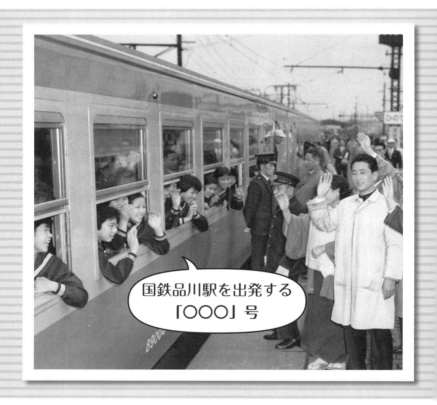

国鉄品川駅を出発する「〇〇〇」号

昭和34年、日本初の修学旅行専用車両となる155系を使用して、品川―京都間で関東地区の中学生を乗せた「〇〇〇」号が運転を開始した。

▲ヒント：関西地区の中学生を乗せたのは「きぼう」号だった。

| 答135 横川 | 荻野屋(おぎのや)（群馬県安中市）の4代目社長・高見沢みねじが草案。昭和42年には高見沢夫妻がモデルのテレビドラマ「釜めし夫婦」が放送された。 |

第5章 身近な生活編

問138 全線開通した日本初の高速道路

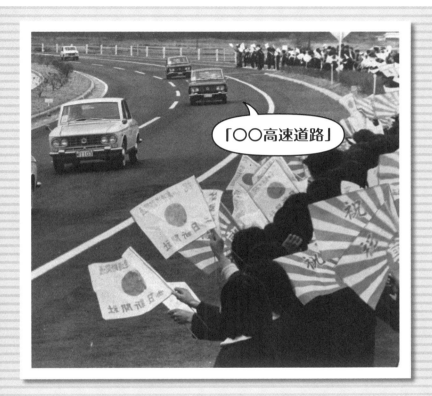

昭和40年、日本最初の高速道路が全線開通。この高速道路とは、愛知県小牧市から兵庫県西宮市に至る「〇〇高速道路」である。

▲ヒント：総延長は約190キロ。

| 答 136 緑 | まだ女性の活躍の場が少なかった戦後復興期に、寡婦の雇用対策として創設。後に全国へと広がった。 |

問139 小林亜星のCM曲でおなじみ

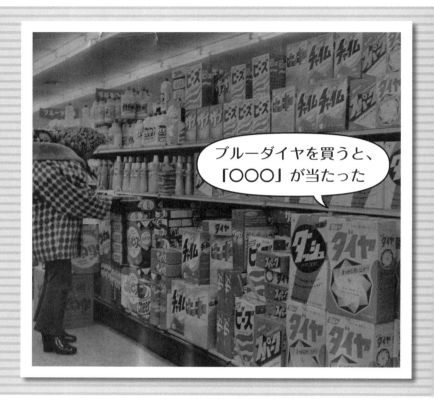

ブルーダイヤを買うと、「○○○」が当たった

ライオンの衣料用洗剤「ブルーダイヤ」が昭和40年に発売され、翌年には**「金・銀・○○○」**をプレゼントするキャンペーンが始まった。

答137
ひので

3人がけの6人のボックス席と2人がけ4人のボックス席を配置。往路は昼行列車、復路は夜行列車の運転時刻が設定された。

第5章　身近な生活編

問140 ファミリーカーが浸透

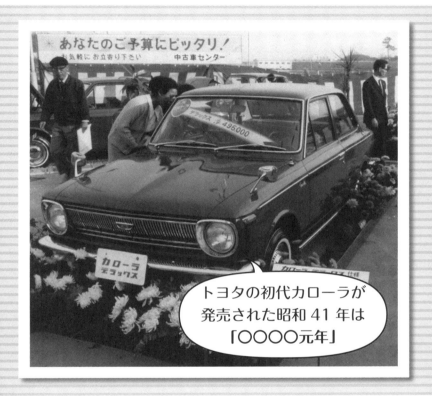

トヨタの初代カローラが発売された昭和41年は「〇〇〇〇元年」

昭和41年、日本のモータリゼーションの起爆剤となったトヨタのカローラと日産のサニーが発売された。この年は「〇〇〇〇元年」と呼ばれる。

答138　名神

昭和33年に着工。最初の開通区間である栗東IC－尼崎IC間が開通したのは昭和38年のことだった。

問141 「敬老の日」はなんと呼ばれた？

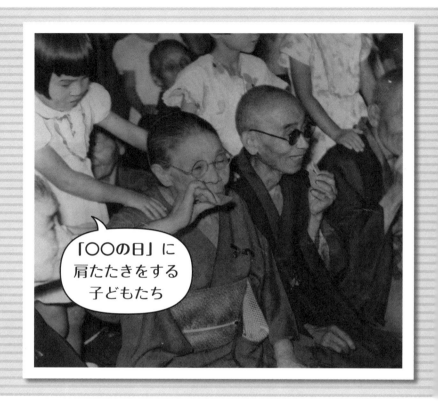

「〇〇の日」に肩たたきをする子どもたち

高齢者を敬い、長寿を祝う国民の休日「敬老の日」が誕生したのは昭和41年。それまでは**「〇〇の日」**と呼ばれていた。

| 答139 パール | 当たり券は箱の内側に貼りつけられていた。キャンペーンは中断を挟みながら平成20年まで続き、合計2万7000人が当選。 |

第5章 身近な生活編

問142 指でくるくる回して電話した

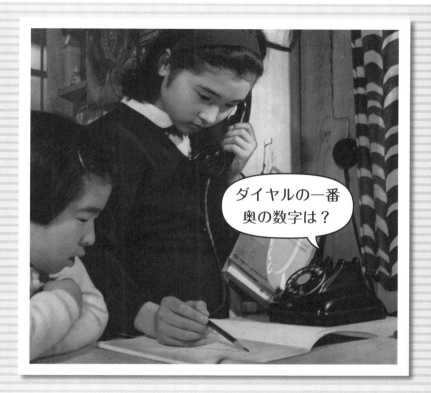

昭和40年代前半まで電話機の主流だった回転ダイヤル式の「黒電話」。一番手前の数字は「0」だったが、**一番奥にあった数字は何？**

> 答140
> **マイカー**
> これ以降、乗用車の保有台数は急速に伸び、昭和45年には約87万台、世帯普及率は31％に達した。

問143　2回あったベビーブーム

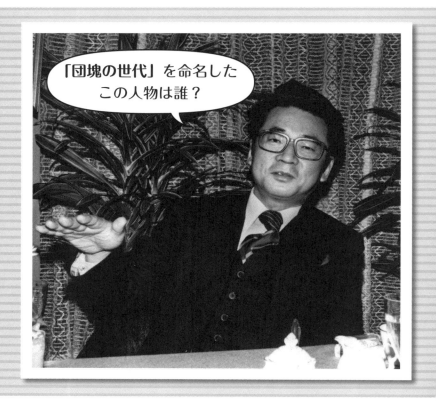

「団塊の世代」を命名した この人物は誰？

ベビーブームの昭和22〜24年生まれの世代が「団塊の世代」、昭和46〜49年頃に生まれた世代が「団塊ジュニア」。この「団塊の世代」の命名者は誰？

▲ヒント：小説家・経済評論家。平成に入り経済企画庁長官を務めた。

| 答141 老人 | 昭和22年に兵庫県の野間谷村で行われた敬老行事がきっかけとなり、「としよりの日」が誕生。これが老人の日、敬老の日と発展した。 |

第5章　身近な生活編

問144 自嘲を込めて流行語化

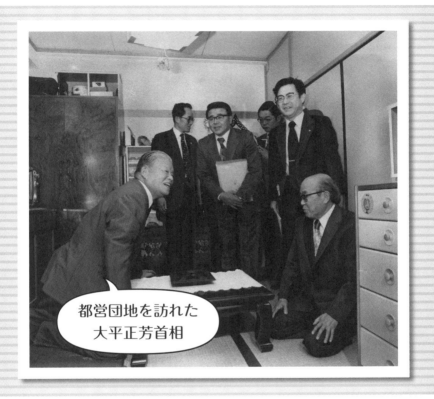

都営団地を訪れた大平正芳首相

昭和54年、粗末で小さい当時の住宅事情を揶揄した「○○○小屋」を日本人が自嘲を込めて使い、流行語になった。

答142
1
昭和44年に押しボタン式電話機「プッシュホン」が登場し、黒電話から主役の座を奪った。

問145 音楽の聴き方が変わった

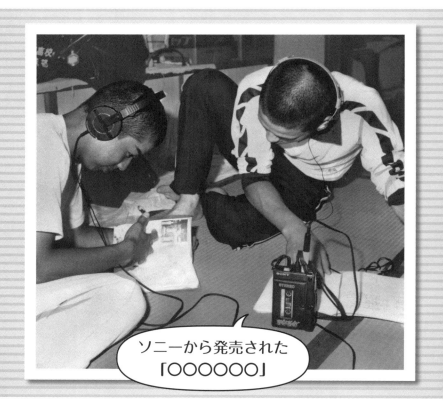

ソニーから発売された「〇〇〇〇〇〇」

昭和54年に世界初の**携帯型カセットプレーヤー「〇〇〇〇〇〇」**がソニーから発売され、"音楽を持ち歩く"という新しい文化が生まれた。

答143
堺屋太一

25歳の時に大阪万博開催を発案。『団塊の世代』（昭和51年）など経済社会の潮流を洞察した著作が話題を呼んだ。平成31年2月に死去。

第5章　身近な生活編

問146 年賀状づくりで大活躍

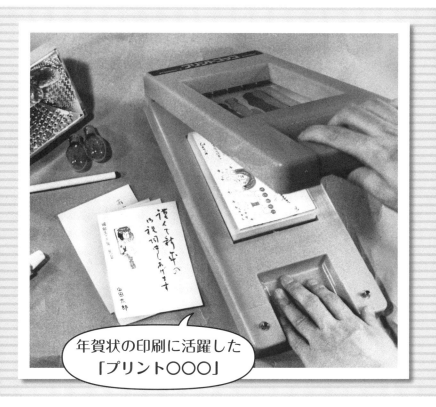

年賀状の印刷に活躍した「プリント○○○」

ハガキや布などに多色印刷できる理想科学工業の「プリント○○○」が昭和52年に発売。家庭で年賀状を印刷する市場を開拓した。

答144　ウサギ
昭和54年にEC（ヨーロッパ共同体）の内部資料で「日本人はウサギ小屋とさして変わらない住宅に住む、仕事中毒者」と形容されたことから。

問147 家庭用ゲーム機の市場を開拓

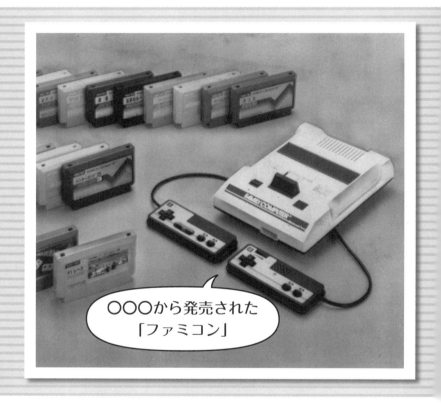

○○○から発売された「ファミコン」

昭和58年に発売された「ファミリーコンピュータ」（通称ファミコン）は、花札やカルタで有名な会社「○○○」がつくった家庭用ゲーム機。

答145　ウォークマン　「録音機能なしでは売れない」との社内外からの声に反して大ヒット。初代の「TPS-L2」の発売当初の価格は3万3000円だった。

第5章 身近な生活編

問148 タバコがない口寂しさに応えた

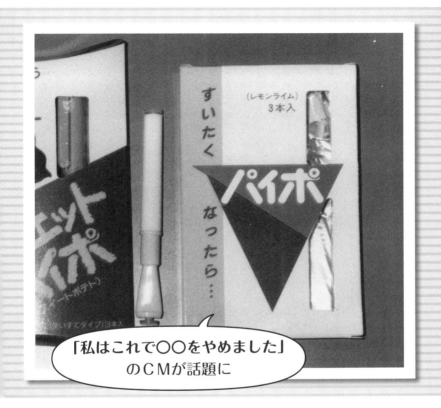

「私はこれで○○をやめました」のCMが話題に

昭和59年にマルマンが発売した「禁煙パイポ」。男性が小指を立てて**「私はこれで○○をやめました」**と語るテレビCMが話題になった。

答146
ゴッコ

最盛期の昭和62年には本体72万台を販売。パソコンやカラープリンターの普及によって需要が急減し、平成20年に販売を終了した。

問149 撮影の手軽さが支持された

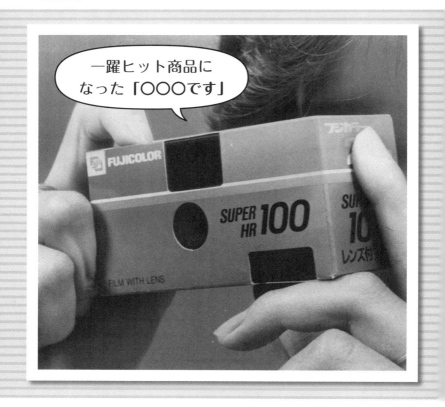

右手の親指でフィルムを巻き上げ、シャッターを押して撮影。富士フイルムから昭和61年に発売されたレンズ付きフィルムが「〇〇〇です」である。

▲ヒント：1980年代に流行した「ルンルン気分」が名称の由来。

| 答147 任天堂 | 花札やカルタなどの製造を主としていたが、昭和55年にゲームメーカーへと転身。家庭用ゲーム機の開発を進め、現在の地位を築く。 |

第5章 身近な生活編

問150 進化した缶ジュースの飲み口

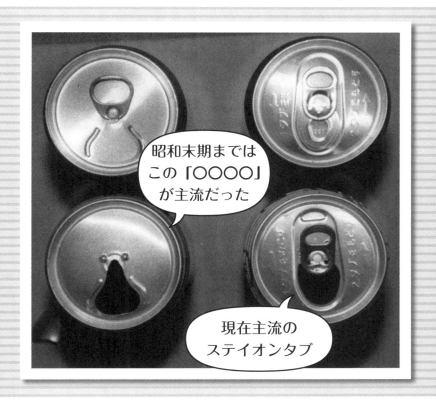

昭和末期まではこの「〇〇〇〇」が主流だった

現在主流のステイオンタブ

缶飲料の飲み口は、現在はタブと一体型のステイオンタブがほとんどだが、昭和末期までは取り外してから飲む「〇〇〇〇」が主流だった。

| 答 148 会社 | テレビCMには3人の男性が登場。1人目と2人目は「禁煙パイポでタバコをやめた」と言い、3人目の男性がこのように語った。 |

ちょっと難問にチャレンジ!! 昭和45年頃の「レジャーブーム」から4題

問151 昭和45年に国鉄が始めた個人旅行拡大キャンペーンは、「○○○○○○・ジャパン」。

問152 女性雑誌「anan」「non-no」やガイドブック片手に少人数で旅行する女性を○○○○族と呼んだ。

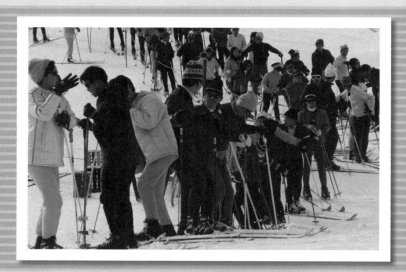

問153 昭和45年に放送開始。永六輔が日本全国を旅したテレビの**紀行番組の名前は？**

問154 国鉄のキャンペーンと連動し、全国を周遊した日立製作所のカラーテレビ宣伝列車は「日立○○○号」。

答149 写ルン プラスチック製の本体にフィルムを内蔵。これまでに世界で17億本以上が販売された。

第6章

メディアをにぎわせた歴史的なニュース

日本・世界の
できごと 編

新聞やテレビなどをにぎわせた、

驚きの事件や歴史的なできごと。

メディアではどのようなニュースが

報じられていたのでしょうか。

5章・149ページの解答

答 150	平成初期にプルタブの投げ捨てによるゴミの散乱
プルタブ	が社会問題化し、ステイオンタブに切り替わった。

5章・150ページの解答

答 151	答 152	答 153	答 154
ディスカバー	**アンノン**	**遠くへ 行きたい**	**ポンパ**

問155 日本初のノーベル賞受賞者

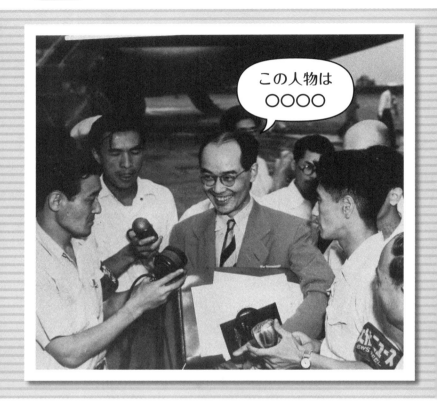

昭和24年、中間子の理論的解明を行った〇〇〇〇がノーベル物理学賞を受賞。アジア人で3人目、日本人初のノーベル賞受賞者となった。

解答は次の見開きの下にあります。

第6章 日本・世界のできごと編

問156 「死の灰」を浴びたマグロ漁船

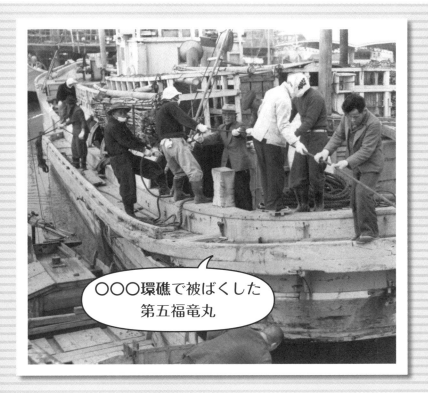

○○○環礁で被ばくした
第五福竜丸

昭和29年、米国○○○環礁で水爆実験を実施。周辺海域にいたマグロ漁船・第五福竜丸の乗組員23人が「死の灰」を浴びた。

▲ヒント：南太平洋マーシャル諸島にある環礁。

解答は次の見開きの下にあります。

問157 高度経済成長期の負の一面

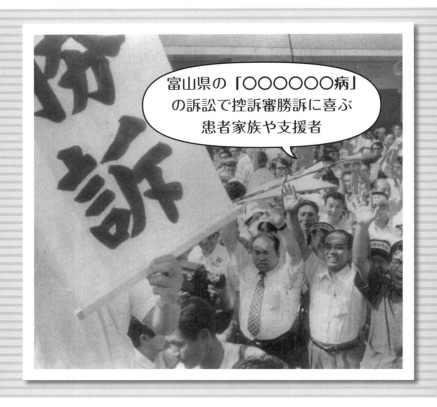

富山県の「〇〇〇〇〇〇病」の訴訟で控訴審勝訴に喜ぶ患者家族や支援者

昭和30〜40年代、公害で大きな被害が発生。特に被害が大きい水俣病、新潟水俣病、四日市ぜんそく、〇〇〇〇〇〇病は「四大公害病」と呼ばれる。

▲ヒント：富山県の神通川流域で発生。カドミウムが原因の中毒症。

答155　湯川秀樹　原子核がバラバラにならずに結合していられる理由を、中間子という未知の粒子によって説明した。

第6章 日本・世界のできごと編

問158 映画化された奇跡の再会

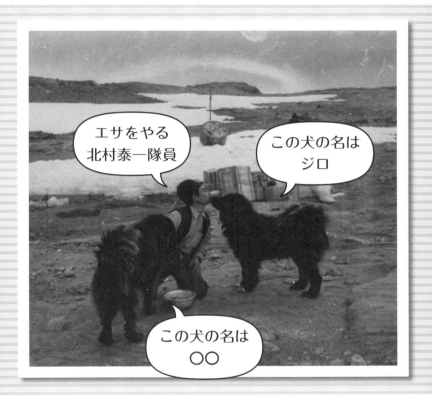

昭和33年、南極地域観測隊に同行した犬たちが鎖に繋がれたまま置き去りにされたが、1年後に**樺太犬の○○とジロ**が発見され、保護された。

▲ヒント：昭和58年にこの物語は「南極物語」として映画化。

| 答 156 ビキニ | 米国はソ連との核開発競争を背景に、昭和21年から33年にかけて信託統治領だったマーシャル諸島で計67回にわたって核実験を実施。 |

問159 東京の新名所が誕生

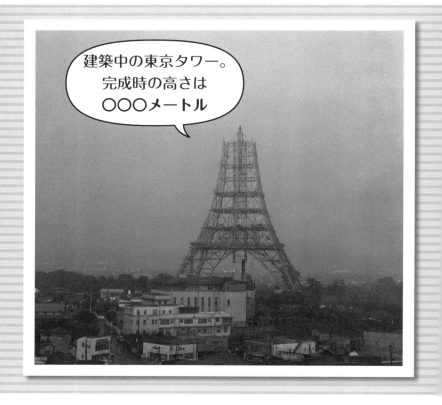

昭和33年、東京・芝公園の近くに東京タワーが完成した。高さはエッフェル塔をしのぐ〇〇〇メートルで、当時世界一を誇った。

▲ヒント：エッフェル塔は高さ約300メートル。

答157
イタイイタイ

昭和42年に公害対策基本法が制定され、昭和46年に官公庁が設置されるなど、環境行政の制度づくりが進んだ。

第6章 日本・世界のできごと編

問160 戦後最悪の被害だった台風

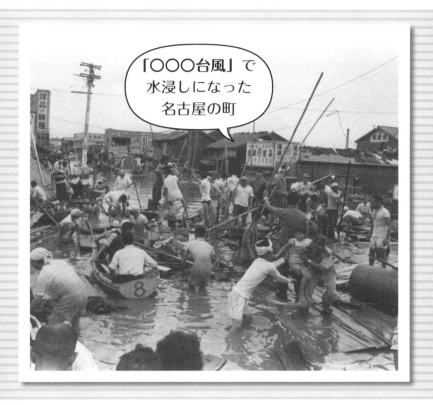

「〇〇〇台風」で水浸しになった名古屋の町

昭和34年に和歌山県に上陸し本州を縦断した〇〇〇台風は、室戸台風（昭和9年）、枕崎台風（昭和20年）と並び「昭和の三大台風」と呼ばれる。

答158 タロ

残された15匹のうち、7匹は氷雪に埋もれて死に、6匹の姿はなかった。タロは昭和36年に日本に帰国。ジロは前年に昭和基地で病死。

問161 「地球は青かった」

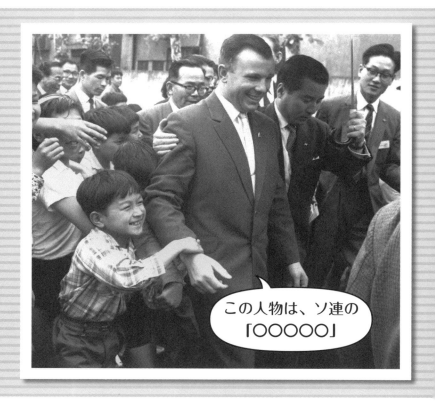

この人物は、ソ連の「〇〇〇〇〇」

昭和36年、**ソ連（現在のロシア）**の〇〇〇〇〇が人工衛星ボストークで人類初の宇宙飛行を実現。「地球は青かった」という名言を残した。

答159
333

1年半の工期で総工費は28億円。鋼材4000トンを使って完成。在京テレビ局の送信アンテナを集約した。

第6章 日本・世界のできごと編

問162 世界中に衝撃を与えた暗殺

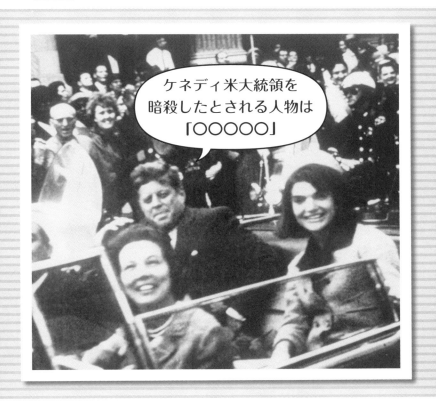

昭和38年、米国のJ・F・ケネディ大統領がパレード中に銃撃され死去した。実行犯といわれているのは、**元海兵隊員の「〇〇〇〇〇」**だった。

| 答160 伊勢湾 | 和歌山県の潮岬に上陸後、近隣県に高潮などで大きな被害をもたらし、5000人を超える死者・行方不明者を出した。 |

問163 丸い鼻の「0系」が発車

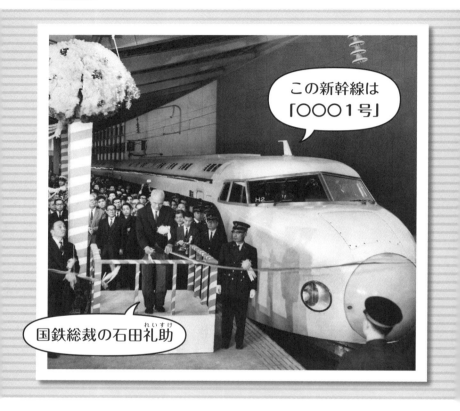

昭和39年、東京ー新大阪間に東海道新幹線が開業。国鉄総裁・石田礼助のテープカットで、「〇〇〇1号」が東京駅を出発した。

▲ヒント：ひらがな3文字。

答161 ガガーリン

実際の発言は「空はとても暗かった。一方、地球は青みがかっていた」だったという。昭和37年には妻とともに来日した。

第6章 日本・世界のできごと編

問164 迷信を信じて出生率が低下

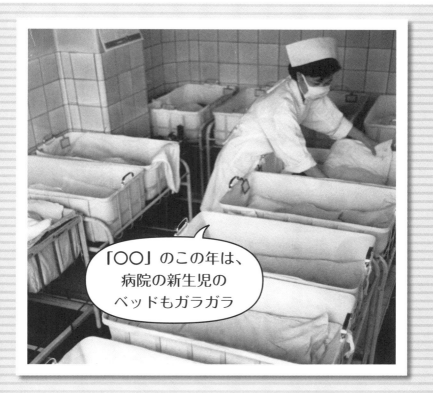

「〇〇」のこの年は、病院の新生児のベッドもガラガラ

昭和41年は干支の「〇〇」にあたる年。この年に生まれた女性は気が強く、夫を食い殺すという迷信があり、出生率は前年より25パーセントも減った。

▲ヒント：マスコミの影響で、年の若い母親ほど気にしたという。

答162 オズワルド 事件直後に逮捕されたオズワルドは容疑を否認したまま別の男に射殺された。真相は謎のままで、数々の陰謀説が渦巻いている。

問165 白バイ警官を装った大胆な手口

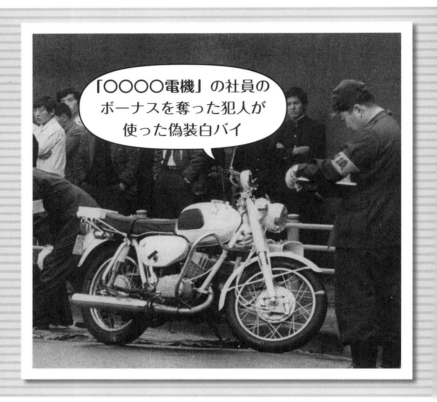

「〇〇〇〇電機」の社員のボーナスを奪った犯人が使った偽装白バイ

昭和43年、東京都府中市で現金輸送車が白バイ警官を装った男に奪われた「3億円事件」。この事件で奪われたのは、〇〇〇〇電機の社員のボーナス。

▲ヒント：昭和59年に「東芝」に改名。

| 答163 ひかり | 東京―新大阪間を4時間でつないだ。丸い鼻の「0系」車両は、日本の技術力を証明する存在として人々を熱狂させた。 |

第6章　日本・世界のできごと編

問166 人類が初めて月面に降り立つ

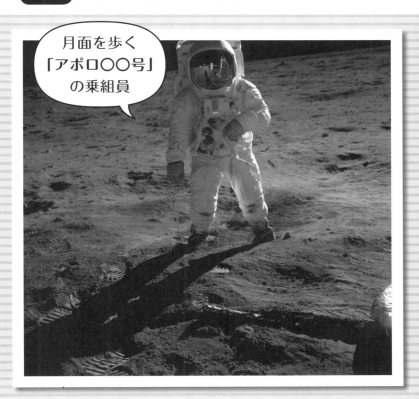

月面を歩く「アポロ○○号」の乗組員

昭和44年、NASAのアポロ計画の有人ミッションとして「アポロ○○号」が打ち上げられ、月面着陸に成功。人類が初めて月に降り立った。

▲ヒント：船長はニール・アームストロング。

| 答 164 丙午（ひのえうま） | 陰陽五行説では丙も午も火の性を表すことから、この年は火災が多いという俗信があった。それが江戸時代以降、拡大解釈されたようだ。 |

問167 初の国産人工衛星、宇宙へ

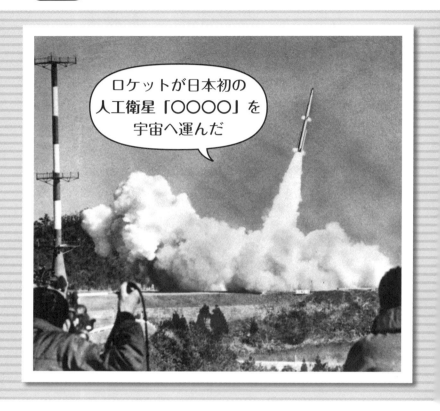

昭和45年、**日本初の人工衛星「○○○○」**が打ち上げられた。大気圏に突入して消滅するまでの約33年間、地球を回り続けた。

▲ヒント：ひらがな4文字。発射場があった九州南端の半島名。

答165　東京芝浦

犯人は「爆弾が仕掛けてあると連絡があったので調べさせてもらう」と言って現金輸送車に乗っていた4人を降ろし、その車を奪って逃げ去った。

第6章 日本・世界のできごと編

問168 日本文学界を代表する作家の死

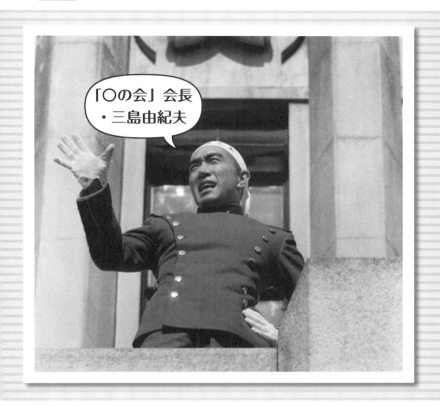

「〇の会」会長
・三島由紀夫

昭和45年、作家の三島由紀夫がみずから主宰する「〇の会」の若者と自衛隊市ケ谷駐屯地に乗り込み、憂国の檄を飛ばした後に割腹自殺した。

▲ヒント：三島が昭和43年に結成。

答166　11　昭和43年にアポロ8号が初めて月周回飛行、アポロ10号が月面15キロの高度まで降下。昭和47年に最後のアポロ17号が打ち上げられた。

問169 日本を震撼させた大事件

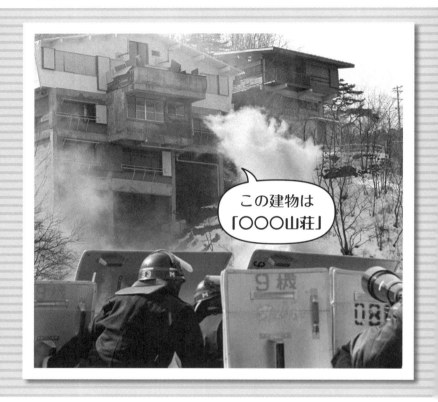

この建物は「○○○山荘」

昭和47年、過激派集団・連合赤軍のメンバー5人が**長野県軽井沢町の「○○○山荘」**に逃げ込み、管理人を人質に立てこもった。

▲ヒント：ひらがな3文字。

答167　おおすみ

「おおすみ」は全長約1メートル。人工衛星を打ち上げる技術を試験するために、L-4Sロケット5号機によって打ち上げられた。

第6章 日本・世界のできごと編

問170 28年ぶりに母国の土を踏んだ

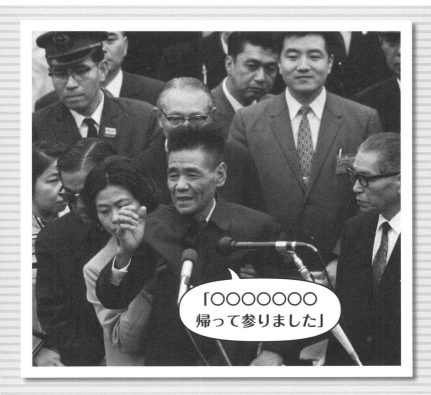

「○○○○○○○帰って参りました」

昭和47年、グアム島の洞窟に28年間潜んでいた元日本軍兵士の横井庄一が帰国。彼が語った「○○○○○○○帰って参りました」は流行語に。

▲ヒント：帰国して放った第一声。

答168
楯(たて)

左翼勢力に対抗するため、三島主導で学生を中心に結成された民兵組織。約100人のメンバーで構成された。

167

問171 発掘調査で極彩色の壁画発見

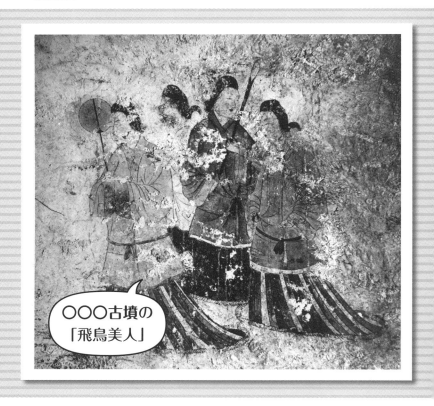

○○○古墳の「飛鳥美人」

昭和47年、日本で初めて石室内で極彩色壁画が見つかった古墳は、7世紀に築造された奈良県明日香村の「○○○古墳」である。

| 答169 あさま | 警官2人、民間人1人が命を落とした。機動隊突入はテレビ中継され、NHKと民報を合わせたテレビの総世帯の最高視聴率は89.7％に達した。 |

第6章 日本・世界のできごと編

問172 日本で白昼堂々と拉致された

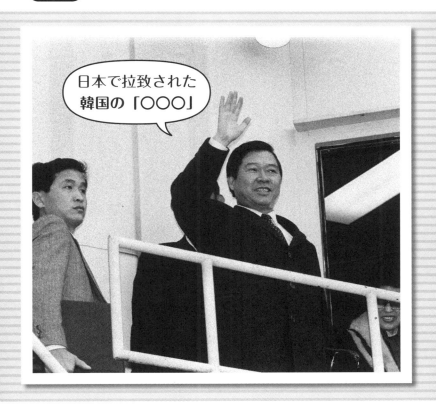

昭和48年、東京都心のホテルで白昼堂々、**韓国の野党指導者「〇〇〇」**が拉致され、5日後にソウルの自宅付近で解放された。

▲ヒント：平成10年に韓国の大統領に就任。

答170
恥ずかしながら

横井は帰国後にお見合いをして結婚。講演活動などに精を出した。昭和49年にはフィリピン・ルバング島で小野田寛郎が発見された。

問173 チンパンジーか、それとも人間か

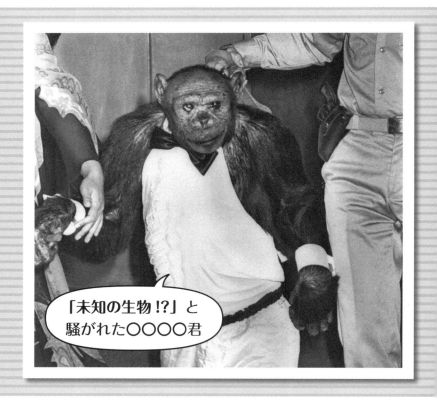

「未知の生物!?」と騒がれた〇〇〇〇君

「チンパンジーと人間の中間にあたる未知の生物」との触れ込みで昭和51年に来日。大きな話題となった**チンパンジーは「〇〇〇〇君」**。

▲ヒント：直立二足歩行で、ビールを飲むなど人間のようだった。

| 答171 高松塚 | 押し入れほどのスペースの石室に、「飛鳥美人」と呼ばれる赤や黄、緑などカラフルな宮廷衣装をまとった貴人が描かれていた。 |

第6章 日本・世界のできごと編

問174 「砂上の楼閣」だった高級ホテル

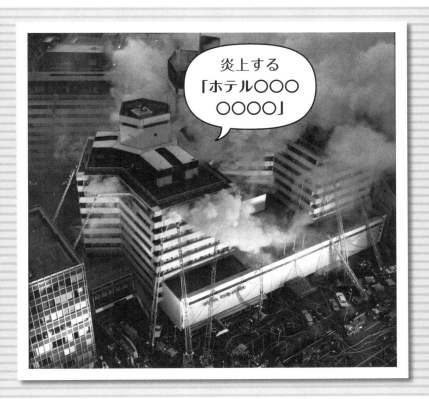

昭和57年の深夜、東京・赤坂にそびえる豪華ホテル**「ホテル○○○○○○○」**で大火災が発生。死者33人、負傷者34人を出す大惨事に。

| 答172 金大中 | 指紋などから韓国中央情報部（KCIA）の関与が疑われたが、日韓の政治決着により真相は闇に葬られた。 |

問175 注目を集めた劇場型犯罪

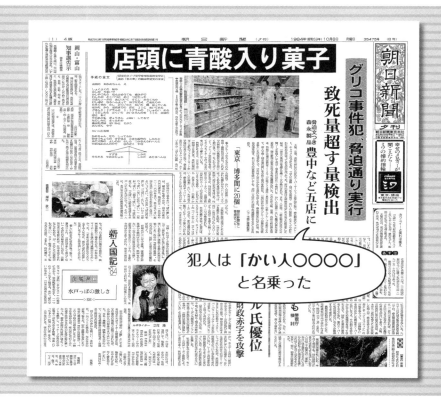

昭和59～60年にかけて大阪・神戸で食品会社を標的とした脅迫事件「グリコ・森永事件」が発生。犯人は**「かい人〇〇〇〇」**を名乗った。

答173 オリバー　人間の染色体が46本、チンパンジーが48本なのに対してオリバー君は47本であるとされたが、調べたら普通のチンパンジーであることが判明。

問176 小中学生からの公募で決定

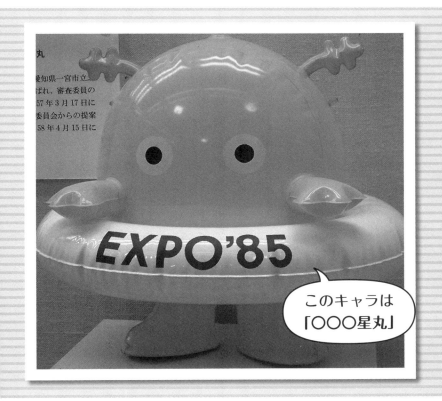

このキャラは「○○○星丸」

昭和60年、茨城県で国際科学技術博覧会が開催された。「つくば万博」と呼ばれたこの**万博のマスコットキャラは「○○○星丸」**だった。

▲ヒント：仮称は「ピコちゃん」。アンケートなどでこの名に。

| 答174 ニュージャパン | 火災報知器やスプリンクラーなどの消防設備の不備から瞬く間に炎が燃え広がり、23区全域の消防車が集まった。 |

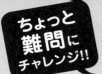

昭和20年の「終戦」に関する4題

問177 8月15日、太平洋戦争での日本の降伏を国民に伝えた、昭和天皇の肉声放送を「○○放送」と呼ぶ。

問178 日本に進駐し、多くの占領政策を施行した連合国軍最高司令官は**ダグラス・○○○○○○**。

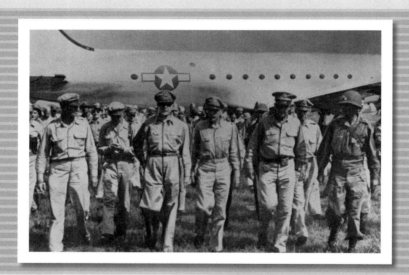

問179 対日占領開始とともに日本に進駐した**米国陸軍の憲兵**はアルファベット2文字で「○○」という。

問180 太平洋戦争終結を図り、陸軍の反対を押し切ってポツダム宣言を受諾。**内閣総辞職した首相は誰？**

答175 21面相

「かい人21面相」を名乗る犯人から、マスコミ各社に犯行声明が送られ、警察の捜査が撹乱された。平成12年に未解決のまま公訴時効が成立。

173 ページの解答

答 176
コスモ

全国の小中学生から公募し、中1女子が UFO を
イメージして描いたものに、選考委員だったイラ
ストレーターの和田誠が手を加えたという。

174 ページの解答

答 177
玉音

8月15日正午からラジオで放送。昭和天皇が「非
常の措置をもって時局を収拾せむ」と、ポツダム
宣言の受諾と終戦を肉声で伝えた。

答 178
マッカーサー

昭和25年に朝鮮戦争が勃発すると、国連軍最高
司令官を兼ねて作戦を指揮。中国の本土攻撃など
強硬策を主張したため翌年に解任された。

答 179
MP

ミリタリーポリス（military police）の略。米
国の対日占領開始とともに進駐してきた MP は、
おもに交通整理などの任務にあたった。

答 180
鈴木貫太郎

昭和20年4月に首相となる。広島・長崎への
原爆投下、ソ連の対日参戦という事態を受けてポ
ツダム宣言を受諾。降伏を決定し、総辞職した。

編著
朝日脳活ブックス

スタッフ
❖制作協力　岩佐陸生
❖カバー・本文デザイン　VAC クリエイティブ
❖DTP　平塚兼右／新井良子／矢口なな
（PiDEZA Inc.）
❖校正　若井田恵利
❖写真　朝日新聞社／ NASA ／
shutterstock

朝日脳活ブックス
思いだしトレーニング
昭和のできごと 写真編

発行者　片桐圭子
発行所　朝日新聞出版
〒 104-8011　東京都中央区築地 5-3-2
（お問い合わせ）infojitsuyo@asahi.com
印刷所　中央精版印刷株式会社

©2019 Asahi Shimbun Publications Inc.
Published in Japan by Asahi Shimbun Publications Inc.
ISBN　978-4-02-333272-0

定価はカバーに表示してあります。
落丁・乱丁の場合は弊社業務部（電話 03-5540-7800）へご連絡ください。
送料弊社負担にてお取り替えいたします。

本書および本書の付属物を無断で複写、複製（コピー）、引用することは
著作権法上での例外を除き禁じられています。また代行業者等の第三者に依頼して
スキャンやデジタル化することは、たとえ個人や家庭内の利用であっても一切認められておりません。